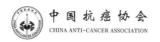

中国抗癌协会
CHINA ANTI-CANCER ASSOCIATION

生物样本

中国肿瘤整合诊治技术指南（CACA）

CACA TECHNICAL GUIDELINES FOR HOLISTIC INTEGRATIVE MANAGEMENT OF CANCER

2023

丛书主编：樊代明

主　编：郜恒骏　贾卫华　孙孟红

　　　　杜　祥　吴开春　陈曲波

U0244796

天津出版传媒集团
天津科学技术出版社

图书在版编目(CIP)数据

生物样本 / 郜恒骏等主编. -- 天津：天津科学技术出版社，2023.8

("中国肿瘤整合诊治技术指南(CACA)"丛书 / 樊代明主编)

ISBN 978-7-5742-0912-1

Ⅰ.①生… Ⅱ.①郜… Ⅲ.①肿瘤—生物疗法 Ⅳ.①R730.54

中国国家版本馆CIP数据核字(2023)第040010号

生物样本
SHENGWU YANGBEN

策划编辑：方 艳

责任编辑：张建锋

责任印制：兰 毅

出 版：天津出版传媒集团
天津科学技术出版社

地 址：天津市西康路35号

邮 编：300051

电 话：(022)23332390

网 址：www.tjkjcbs.com.cn

发 行：新华书店经销

印 刷：天津中图印刷科技有限公司

开本 787×1092 1/32 印张5.125 字数80 000

2023年8月第1版第1次印刷

定价：60.00元

编委会

丛书主编

樊代明

名誉主编

樊　嘉　王红阳

主　编

郜恒骏　贾卫华　孙孟红　杜　祥　吴开春　陈曲波

副主编（以姓氏拼音为序）

陈可欣　杜莉利　郭　丹　郝　捷　黄菊芳　康晓楠
卢晓梅　聂勇战　王伟业　王亚文　王韫芳　许蜜蝶
杨亚军　于颖彦　张可浩　张连海　张小燕　张　勇
赵秀梅　周君梅

编　委（以姓氏拼音为序）

巴亚斯古楞　　　柏斗胜　蔡燕宁　曹永芝　陈　冰
陈　聪　陈　欢　陈建国　陈锦飞　丛宪玲　戴　蒙
丁　斐　丁　罡　樊祥山　房绍红　高　静　高友鹤
葛明华　葛维挺　葛学美　顾晓琼　顾燕子　韩晓燕
贺巾帼　洪　洋　侯琴琴　胡　骏　胡　迅　胡亚芳
胡　颖　黄德强　黄剑飞　黄　娜　黄　伟　贾立周
贾艳艳　姜　晶　蒋敬庭　井薇玮　柯尊富　李海欣

李海燕	李　卞	李玲飞	李启沅	李天祺	李玉红
梁　浩	林爱芬	刘世建	刘顺爱	刘兴明	刘　妍
刘艳红	柳蓓燕	罗文婷	马士卉	满秋红	梅　恒
聂　静	牛　军	牛文全	钱开宇	秦广琪	邱　琇
任　虹	舒　强	宋冬梅	宋国慧	苏海翔	孙海涛
孙瑞芳	孙照刚	孙峥嵘	汤有才	田　鑫	汪雪玲
王　晨	王从容	王　洁	王立东	王少洪	王雪琦
王玉平	王政禄	吴炳义	吴　聪	吴劲松	吴　旸
夏云龙	向廷秀	肖　飞	肖　晗	谢海洋	谢振荣
徐　俊	许仙花	杨淞然	杨　远	姚海嵩	姚品芳
叶　庆	尹　荣	于　鸿	于永波	余科科	袁　凯
曾小莉	张发明	张力图	张　旻	张佩芬	张清媛
张　声	张小春	张宜男	张育军	张　允	赵洪波
赵庆辉	赵　耀	郑春霞	郑　敏	郑小辉	郑智国
周　凡	周学迅	朱锦红	祝延红		

目录 Contents

第一章

肿瘤生物样本库概论

一、重大意义

常言道："巧妇难为无米之炊"，肿瘤学基础、临床与转化研究中的"米"就是生物样本。2002年度诺贝尔奖得主Sydney Brenner强调：研究必须以人为本，而不是继续一味地纠缠于果蝇与老鼠。2009年美国Times杂志更是将生物银行建设列为将来改变世界的十大规划之一。可见，符合肿瘤临床客观规律的人体肿瘤样本是极其珍贵的资源，是基础与临床研究的关键源头，是快速实现肿瘤基础研究成果转化的核心环节所必需的"燃料"。

高标准肿瘤样本是当今人类重大疾病基因组、蛋白质组、代谢组、表型组等基础、临床研究与分子诊断标记物、药物靶点研发最珍贵的资源与关键环节，也是众多研究成果快速用到临床肿瘤早期诊断、分子分型与个性化治疗、预后评估等的重要保证，毫无疑问也是我国生命科学创新性研究与生物医药产业自主创新体系中的核心环节与保证。

（一）科学价值

1. 系统生物学、疾病基础与临床研究方面

利用肿瘤样本资源开展肿瘤的细胞生物学、分子生物学、分子病理学、基因组学、蛋白质组学、代谢组

学、表型组学等组学的研究，探讨肿瘤新的分类、分型、诊断、个性化治疗和预后标准，制订肿瘤预测预防、早期诊断、分子分型与个性化治疗、疗效与预后评估等新型诊治策略与体系。

2. 药物基因组产业方面

基于肿瘤样本药物基因组学研究，从基因水平揭示控瘤药物疗效的遗传多态性特征，研究各种肿瘤相关基因多态性、突变与药效及安全性间的关系，并开发系列与肿瘤耐药性检测和药物代谢酶多态性检测相关的分子分型检测产品以指导肿瘤个性化治疗，对临床诊疗产业发展有积极推动作用。

3. 新药开发方面

药物疗效、敏感性和耐药性的大样本验证是肿瘤新药研发与快速转化研究的重要环节之一，应用基于大规模生物样本的组织芯片、cDNA组织芯片、细胞芯片、PDX鼠、类器官与器官芯片等筛选技术，设计筛选模型，实现自动化高通量药物筛选，将大大减少肿瘤新药开发过程中所耗费的人力、财力，有效提高药物筛选效率，极大地缩短肿瘤新药开发的周期。

4. 直接衍生产业——组织芯片产业方面

伴随肿瘤样本库的建设，肿瘤组织芯片产业将得到很大发展。组织芯片技术可在基因、基因转录、相关表达产物（蛋白质）生物学功能三个水平上进行研究，并与组织形态学相结合，精确定位肿瘤组织细胞中的基因与表达的蛋白质，对肿瘤的分子诊断、预后指标和治疗靶点的定位、抗体和药物的筛选等各方面均有十分重要实用价值。

（二）社会价值

1. 创新型国家建设的重要内容

组织开展国家重大疾病、肿瘤等生物样本资源库与共享服务平台的建设，符合国家重大战略需求，在推动产业结构战略性调整、解决经济社会发展重大瓶颈问题等方面具有重要意义。

2. 国家精准医疗实施的关键前提

国家精准医疗贯彻实施，前提条件是建立高质量大样本人群肿瘤生物样本资源库和数据库，与生物信息技术网络化服务体系，具备面向肿瘤学研究与生物产业的信息服务能力。推动我国肿瘤学基础与临床原创性研究、诊断标志物与新药靶点研发等生物医药产业自主创新与二次创新，推进肿瘤医药领域研究成果产业化及个性化治疗与保健进程。

3. 研究型医院与学科建设的坚实基础

生物样本资源是肿瘤转化医学研究的基石和桥梁。肿瘤样本库作为生物样本资源采集、储存、分发应用的资源共享服务平台，对促进医院学科建设和发展、人才培养及人才引进等具独特重要性和意义，是研究型医院建设和可持续发展不可或缺的重要基础平台。

（三）经济价值

肿瘤样本库可持续健康发展，依赖于资源价值实现，形成"以资源养资源"的良性循环。虽然肿瘤样本资源是患者无偿捐赠的，但建设和维护需要成本的投入。合理制定肿瘤样本资源的有偿使用服务价值体系，收取合理肿瘤样本资源有偿使用费用，用以肿瘤样本库运行和维护，是实现肿瘤样本资源价值属性、保障肿瘤样本库可持续健康发展的有效途径。

肿瘤样本资源主要服务用于肿瘤学乃至医学生命科学的研究，肿瘤样本库的建设，除了医院专项建设资金的投入以外，还会申报并接受各级政府的项目资金支持，接受国内国际横向合作项目的资金支持以及商业用户的资金支持（如国家新药创制企业）。

应综合考虑肿瘤样本资源的成本及资源有偿服务价值权重，建立适合于肿瘤样本库自身长久健康发展的资源有偿服务价值体系。

二、历史沿革

（一）国际生物样本库发展现状

1.北美地区生物样本库

美国的样本库建设最早可追溯到美国内战时期所建的部队医学博物馆（U. S. National Library of Medicine），即武装部队病理学研究所的前身。

1987年，美国国家癌症研究所（National Cancer Institute，NCI）牵头建立人类组织协作网络（Cooperation Human Tissue Network，CHTN），收集来自数万名患者和健康群体的不同组织、器官样本。

1999年，国际生物和环境样本库协会（International Society for Biological and Environment Repositories，ISBER）建立，这是一个全球范围的样本库协会组织，它的意义在于规范化发展样本库建设，针对建设和管理生物样本库过程中可能会遇到各类错误给出指导或解决方案，使其达到一定质量和标准。

2004年，加拿大肿瘤生物样本库资源网络（Canadi-an Tumor Repository Network，CTRnet）成立，由加拿大癌症研究机构、加拿大健康研究机构和加拿大癌症协会省级机关共同资助，致力于癌症发生研究以更好进行癌症预防和早期诊断，提高药物作用和寻找新靶向药物。

2005年，NCI成立了生物样本库和生物样本研究处（Biorepositories and Biospecimen Research Branch，BBRB），旨在通过提高人体样本质量及一致性来促进癌症和生物医学研究。

2013年，美国国立卫生研究院（National Institutes of Health，NIH）资助成立美国NIH Neuro BioBank，这是国家级脑科样本库网络系统，致力于增强民众捐献脑样本的意识，以及推进高质量尸解全脑及脑组织资源利用来促进脑神经科学的发展。

2015年，美国提出精准医学计划后，建立了美国精准医疗样本库，旨在收集100万以上美国自愿捐赠者（包括儿童）样本，建立世界最大研究队列样本库以促进科学研究。

2.欧洲地区生物样本库

1999年，英国生物样本库（UK Biobank）开始建立，目标是研究年龄在40—69岁的50万个英国本国人群的健康状况，分析他们生活习惯、环境和遗传因素对健康的影响。这一项目旨在对许多疾病（如癌症、心脏病、糖尿病、老年痴呆等）进行预防、诊断和治疗，提升人群健康水平。

2000年，卢森堡联合生物样本库（Integrated Biobank of Luxembourg，IBBL）开始建立，收集并存储生物样本及其相关重要数据，除用于样本本身分析和研究，更重要的是致力于全面推动个性化治疗。

2007年，在挪威旺厄尔建立的HUNT生物样本库，是国际现代化的生物样本库之一，该样本库占地面积2000平方米，配备先进的自动化存储设备，包括自动化DNA样本储存设施。

2009年，泛欧洲生物样本库与生物分子资源研究平台（Biobanking and Biomolecular Resources Research Infrastructure，BBMRI）成立，通过协调生物样本资源来促进欧洲国家范围内对疾病预防、诊断和治疗，提升人群健康水平。

3. 亚太地区生物样本库

2009年，澳大利亚生物样本网络（Australian Biospecimen Network，ABN）组织成立，该组织包括澳大利亚和新西兰的众多大学和科研机构生物样本库成员。ABN是一个国家级生物样本库网络，采集、处理和管理研究用生物样本，服务于基础实验室到大型研究项目。

2009年，韩国国家研究资源中心（Korea National Research Resource Center，KNRRC）由韩国教育科学技术部支持成立，由33个研究资源中心、5个核心中心和一个总部组成。KNRRC总部对所有研究资源中心进行管理，包括数据管理，提供指南和教育培训，并对样本资源、工作人员和研究中心进行认证。

（二）国内生物样本库发展现状

1. 国内生物样本库发展历史

1994年，中国科学院就建立中华民族永生细胞库，保存了我国42个民族、58个群体3000余人的永生细胞株及6000余人份DNA标本。

2001年，中山大学肿瘤防治中心生物资源库启动建设，目前已成为国内最大肿瘤资源平台之一，拥有世界上最大的鼻咽癌样本库。

2001年，天津协和干细胞库正式运营，是目前亚洲最大的脐带血干细胞库。

2003年，生物芯片上海国家工程研究中心在国家发改委国家工程研究中心与科技部863功能基因组与生物芯片重大专项支持下，启动了肿瘤生物样本库的建设与储存与肿瘤组织芯片产业。

2006年，复旦大学附属肿瘤医院组织库成立，是国内最先实现样本处理自动化的样本库，是国内首家获得人类遗传资源保藏行政审批的医院样本库，是目前国内保藏全流程自动化程度最高、使用率最高及标准化程度最高的肿瘤生物样本库。

2007年，由复旦大学牵头与江苏泰州进行科技合作，建立了复旦大学泰州健康科学研究院。以泰州500万常在人口为代表人群，以35—65岁居民为研究对象，全力打造经济转型期的中国社区健康人群前瞻性队列。

2007年，国家干细胞资源库（原北京干细胞库）成立，随后加入国际干细胞组织（ISCF），2010年培育国内第一株临床级人胚胎干细胞，2015年建立国内首家临床级人胚干细胞库，2019年发布《人胚胎干细胞》团体标准发布，2021年获得我国第一张生物样本库认可证书。

2009年，北京市科学技术委员会启动"北京重大疾病临床数据和样本资源库项目"，由首都医科大学牵头，联合北京天坛医院、北京佑安医院、解放军总医院等11家研究机构分别承担12项疾病领域的样本库建设工作。

2011年，国家发展与改革委员会等批复，由深圳华大基因研究院组建及运营深圳国家基因库，该库是目前我国唯一获批筹建的国家基因库。

2011年，上海交通大学医学院启动了教育部"985工程"科技创新平台，其中包括标准化、规范化建设多家附属医院的临床生物样本库，这是其中最重要也是覆盖面最广的任务之一。面向12家附属医院的临床生物样本资源特色，设计临床生物样本库建设的基本模式和标准，构建了覆盖12家附属医院的十大类疾病[包括白血病、实体瘤（肺癌/肝癌/胃癌/口腔肿瘤等）、代谢性疾病、高血压和冠心病等]的规范化和专业化的临床样本库，打造了一支专业化的样本库管理团队，有力地支撑医学院的科技创新工作。

2012年，在上海市卫建委三年行动计划支持下，由上海交通大学医学院附属新华医院牵头，在多家医院开展的大样本多中心前瞻性出生队列建设，即"上海出生队列"（Shanghai Birth Cohort，SBC），参考国际统一规范和质量控制流程，建立了以系统性建设出生队列生物样本库为特色的新华生物样本库（XH Biobank）。并在此基础上又建立了"千天计划"（ELP）的生命早期健康相关的临床专病生物样本和数据资源，研究遗传、环境和行为因素对生育能力、妊娠结局、儿童生长发育和疾病风险的影响。

2015年，国家出生队列（China Birth Cohort，CN-BC）生物样本库启动建设，由南京医科大学公共卫生学院和生殖医学国家重点实验室承担，存储样本类型包括血液、精液、卵泡液和尿液等。

2016年，上海市政府张江管委会上海科创中心重大基础工程项目——上海张江生物银行立项，总投资9400万，总储存能力达1000万份，目前实现了零下80度超低温冰箱、液氮保存的全自动化、智能化与机器人（机械臂）辅助管理。

2. 国内生物样本库相关行业发展

（1）中国医药生物技术协会组织生物样本库分会

2009年6月4日，中国医药生物技术协会组织生物样本库分会（Biobank Branch，China Medicinal Biotechnology Association，BBCMBA）经中华人民共和国卫生部

（现中华人民共和国国家卫生健康委员会）、民政部批复成立。生物芯片上海国家工程研究中心为秘书处单位。著名的肿瘤学家顾健人院士称其为我国生命科学史上"里程碑"事件。BBCMBA以规范和推进我国组织生物样本库的标准化建设为目标，秉承"珍惜样本、执行标准、充分应用、维护产权"16字宗旨，积极推进官、产、学、研、资相结合，以实现生物资源在生物医药产业链各环节的充分利用。

在行业规范方面，BBCMBA于2011年2月率先组织全国专家制定《中国医药生物技术生物样本库试行标准》，并分别于2012年10月、2018年3月组织全国专家编译、发布《ISBER生物样本库最佳实践指南》2012、2018中文版。

在教育培训方面，BBCMBA举办863重大项目培训班、ISBER最佳实践培训班、生物样本库岗前培训班、质量达标检查培训班、《生物样本库质量和能力认可准则》暨ISO 20387内审员培训班、人类遗传资源行政审批实战培训班等30余场培训，在人才、技术、管理、法规、伦理等方面展开广泛培训及探讨。

在学术交流方面，BBCMBA举办了14届中国整合生物样本库全国大会、9届院长高峰论坛及系列样本库主任沙龙、生物样本库理论与实践研讨会、中西医交融论坛，与国际低温生物学会合作主办世界低温生物科技与生命资源库大会，成功申办并主办国际生物样本 ISBER2019年会（上海）等。

在样本科学与学科建设方面，BBCMBA出版了多部具重要行业指导价值的学术论著，成立了21个专业学组。秘书处单位于2022年荣获由中国合格评定国家认可委员会（CNAS）颁发的"能力验证提供者认可证书"，成为生物样本库首家获得CNAS能力验证提供者认可的单位，为我国生物样本库提供了标准化室间比对与第三方质控服务平台。

十余年来，BBCMBA为全国数十家医院、高校、研究所等提供生物样本库现场规划、设计布局、标准化操作流程、法律伦理、质量控制、安全保障、信息化管理等咨询服务。

（2）全国生物样本标准化技术委员会

2015年6月，经国家标准化管理委员会批复成立"全国生物样本标准化技术委员会（编号：SAC/TC559）"，生物芯片上海国家工程研究中心为秘书处单位。TC559

由58名委员组成，包含7位院士，国家标准化管理委员会原副主任方向同志称其为我国生物医药研发史上"里程碑"事件。

TC559牵头于2019年发布首个生物样本库采集、处理、运输、保存、信息化管理与应用全过程的国家标准《生物样本库质量和能力通用要求GB/T 37864–2019》与国家认可准则《生物样本库质量和能力认可准则2019》，并为国际ISO标准《生物样本库通用要求》（BS ISO 20387：2018）的共同召集人单位。

（3）中国生物样本库联盟

2016年7月30日，生物芯片上海国家工程研究中心牵头、全国68家著名三甲医院发起成立了中国生物样本库联盟（China Biobank Alliance，CBA）。联盟的委员由68位院长院领导组成，这是我国第一个由社会医疗机构共同发起、得到政府有关部门认可成立的行业、专业领域合作联盟。CBA积极推进虚拟生物样本库的建设，由BBCMBA牵头建立了统一的网络化生物样本资源信息管理系统，在此基础上，各大医院实时登记上传生物样本信息，面向社会开放，实现了对生物样本资源信息的有效整合，极大地促进了全国生物样本库与专家之间沟通、交流、合作、共享与共赢。

通过成员间的充分沟通交流，分享该领域国内外最新信息，开展教育培训与人才培养，促进各专病样本库之间的沟通合作，促进多中心研究和资源共享，促进大数据的转化研究进程，并为政府决策提供资讯，形成我国生物样本库领域的核心竞争力。

（4）中国合格评定国家认可委员会（CNAS实验室专门委员会生物样本库专业委员会）

在我国TC559和中国合格评定国家认可委员会（CNAS）的共同推动和积极参与下，我国的样本库认可时代已然来临。CNAS认可，能证明样本库具有按照有关国际标准进行操作的技术能力；能提高样本库的竞争力，赢得政府部门和社会各界的信任；能参与国际实验室认证的双边、多边合作，得到更广泛的认可；能被列入国家样本库认可名单，以提高样本库的知名度。

当前，CNAS已经在国际上率先建立起生物样本库认可制度，等同采用ISO 20387国际标准作为认可准则，并已经完成了国家干细胞资源库（原北京干细胞库）、广东省中医院中医药样本库及上海张江生物银行等多家生物样本库认可试点现场评审工作。CNAS生物样本库认可工作得到了国际标准化组织和国际认可组织的关注。2019年ILAC年会期间，CNAS代表被邀请在生物样本库认可论坛上介绍我国认可经验并被确定为新的认可制度，2020年经亚太合作认可组织（APAC）全体投票通过了我国认可制度，达成亚太互认。

日后，CNAS还将与TC559紧密合作，加紧丰富和完善各领域样本库相应的标准与认可制度，建立起以ISO 20387国际通用标准为基本认可准则，覆盖人类、动植物和微生物、细胞领域完整的生物样本库认可制度。

三、定义分类

（一）定义

根据国际经济合作与发展组织（Organization for Economic Cooperation and Development，OECD）的定义：生物样本库（Biobank）是一种集中保存各种人类生物材料（Human biological material），用于疾病临床治疗和生命科学研究的生物应用系统。

随着过去20余年组学研究、高通量生物芯片与测序技术迅速发展，海量大数据的产生，尤其大样本验证及快速实现转化研究的迫切需要，使生物样本库定义不断细化与完善。

生物样本库是指标准化收集、处理、储存和应用健康和疾病生物体的生物大分子、细胞、体液、组织和器官等样本，以及与这些生物样本相关的临床、病理、治疗、随访、知情同意等资料及其质控、信息管理与应用系统，是融合生物样本实体、生物信息以及样本表型数据和样本研究信息的综合资源库，又称生物银行（Bio-bank）或样本资源库。

根据生物样本库与生物资源GB/T 37864国家标准/ISO 20387国际标准，生物样本库定义为：开展生物样本保藏的合法实体或其部分。生物样本保藏定义为：生物样本获得和储存过程，包括以下部分或全部活动，即生物样本及相关数据和信息的收集、制备、保存、测试、分析和分发。

《中华人民共和国人类遗传资源管理条例》于2019年7月1日起施行。条例规定：人类遗传资源包括人类遗传资源材料和人类遗传资源信息，人类遗传资源材料是指含有人体基因组、基因等遗传物质的器官、组织、细胞等遗传材料，人类遗传资源信息是指利用人类遗传资源材料产生的数据等信息资料。采集、保藏、利用、对外提供我国人类遗传资源，应当遵守本条例。

换言之，肿瘤生物样本库是标准化收集、处理、储存和管理人类肿瘤离体器官、组织、细胞、血液、体液、分泌物、排泄物及其生物大分子衍生物等各种生物样本，以及生物样本捐赠者的临床诊治、随访等信息的机构。目前，我国对肿瘤生物样本库提出了更高要求，其范畴为肿瘤样本、临床信息与研究数据的高度融合与整合。

在 ISO 20387 中，生物样本指的是来自人类、动物、植物、微生物和非动物非植物的多细胞生物体（如棕藻和真菌）中获取的物质或其中部分成分。本指南中提到的生物样本仅指肿瘤生物样本，在肿瘤生物样本库采集、制备、保存并分发。

（二）肿瘤生物样本分类

样本库分类工作宜参考 GB/T 39768-2021 中样本类型及代码和器官来源分类代码，和肿瘤组织病理学诊断（第3版）。以下列举肿瘤生物样本按照不同出发点的分类。

1. 按照肿瘤组织起源分类

（1）上皮组织

a. 被覆上皮：鳞状上皮、移行上皮和柱状上皮

b. 腺上皮

(2) 间叶组织

(3) 结缔组织

(4) 肌肉组织

(5) 骨骼

(6) 软骨

(7) 脂肪

(8) 脉管组织

(9) 淋巴造血组织

(10) 神经组织

2. 按照肿瘤组织来源器官分类

(1) 运动系统

a. 骨骼

b. 关节

c. 肌肉

(2) 内脏

a. 消化系统

b. 呼吸系统

c. 泌尿系统

d. 男性生殖系统

e. 女性生殖系统

f. 腹膜

（3）脉管系统

a. 心血管系统

b. 淋巴系统

（4）感觉器官

a. 视器

b. 前庭蜗器

c. 皮肤

（5）神经系统

a. 中枢神经系统

b. 外周神经系统

（6）内分泌系统

（7）血液和造血系统

（8）胚胎

（9）其他非正常器官组织

a. 皮肤附属器

b. 软组织

c. 其他-不明器官来源

3. 按照样本类型分类

（1）大体样本

（2）组织样本

（3）血液样本

（4）分泌物样本

（5）脑脊液样本

（6）排泄物样本

（7）干细胞

4. 按照获取样本方式分类

（1）常规手术切除样本

（2）腔镜手术样本

（3）经自然腔道手术样本

（4）穿刺样本

（5）胸腹水样本

（6）排泄样本

（7）针吸脱落细胞学样本

5. 按照制备保存方式分类

（1）新鲜组织

（2）冰冻组织

（3）石蜡包埋组织

（4）组织切片

（5）组织芯片

（6）血涂片

（7）骨髓涂片

（8）全血

（9）血清

（10）血浆

（11）DNA/RNA

（12）蛋白质

（13）白细胞/白膜层/外周血单个核细胞

（14）患者来源异种移植肿瘤（patient-derived tumor xenografts，PDX）模型

（15）类器官

（16）干细胞

肿瘤生物样本库指南

一、总则

(一) 范围

本指南给出人类肿瘤生物样本采集和保藏的相关资源要求、过程要求及质量管理体系等技术建议。

本指南适于所有从事人类肿瘤生物样本采集和保藏的机构。

(二) 规范性引用文件

下列文件中的内容通过文件中的规范性引用而构成本文件必不可少的条款。其中，注日期的引用文件，仅该日期对应的版本适用于本文件；不注日期的引用文件，其最新版本（包括所有的修改单）适用于本文件。

GB 15630-1995 消防安全标志设置要求

GB/T 18883-2002 室内空气质量标准

GB 19489-2008 实验室生物安全通用要求

GB/T 31540.4-2015 消防安全工程指南 第4部分：探测、启动和灭火

GB/T 37864-2019 生物样本库质量和能力通用要求

GB/T 38736-2020 人类生物样本保藏伦理要求

GB/T 38785-2020 人类尿液样本采集与处理

GB/T 39766-2021 人类生物样本库管理规范

GB/T 39767-2021 人类生物样本管理规范

GB/T 39768-2021 人类生物样本分类与编码

GB/T 40364-2021 人类生物样本库基础术语

GB 50015-2003 建筑给水排水设计规范

GB 50052-2009 供配电系统设计规范

AQ 3013-2008 危险化学品从业单位安全标准化通用规范

MH/T 1019-2005 民用航空危险品运输文件

WS/T 348-2011 尿液标本的收集及处理指南

ISO 17034 标准样品生产者能力的通用要求（General requirements for the competence of reference material producers）

ISO/TR 22758：2020 生物技术－生物银行－ISO 20387实施指南（Biotechnology－Biobanking－Implementation guide for ISO 20387）

（三）术语和定义

GB/T 40364-2021 界定的及下列术语和定义适用于本指南。

1. 生物样本库 biobank

开展生物样本保藏的合法实体或其部分。

2. 基础设施 infrastructure

组织运行所必需的设施、设备和服务的体系。

3. 防护设备 protective equipment

防止人员个体受到生物性、化学性或物理性等危险因子伤害的器材和用品。

4. 生物样本 biological material

从人体、动物、植物、微生物或非动/植物类的多细胞生物（如棕色海藻和真菌）等生物个体获得或衍生的任意物质。

5. 生物安全 biosafety

用于防止病原体和毒素的意外暴露及意外泄漏发生的原则、技术和规程。

[参照：Laboratory Biosafety Manual，third edition，WHO，2004]

6. 生物安保 biosecurity

生物样本库保存、运输和/或提供的病原、基因修饰有机体、产生毒素的全部或部分有机体及这类毒素时，设计机构和个人的保护措施和流程，防止其丢失、偷盗、误用、转移和有意/无意的泄露。

7. 生命周期 life cycle

生物样本和相关数据从收集、获得或接收，到分发、弃用或销毁的连续不断的过程。

8. 登记 accessioning/logging

记录新增生物样本和/或相关数据。

9. 记录 record

阐明所取得的结果或提供所完成活动的证据的文件。

注1：记录可用于正式的可追溯性活动，并为验证、预防措施和纠正措施提供证据。

注2：通常，记录不需要进行控制版本。

[参照：GB/T19000-2016/ISO 9000：2015，3.8.10]

10. 标识 tagging

在生物样本上标记以用于识别、定位或提供其他信息。

注1：实现方式可以是电子装置。

11. 标签 label

印在或贴在样本容器或包装上的可用于识别的规范性标识。

12. 编码 code

一组用来表示生物样本标识的数字、字母、特殊符号或它们之间的组合。

[参照：GB/T 37864，3.48]

13. 唯一标识符 unique identifier

与给定系统中的单个实体相关联的代码。

注1：唯一标识符用于在生物样本及其相关数据之间建立明确的联系。

14. 个人可识别信息 personally identifiable information

以电子或者其他方式记录的能够单独或者与其他信息结合识别特定自然人的各种信息，包括自然人的姓名、出生日期，身份证件号码、生物识别信息、住址、电话号码、电子邮箱地址、行踪信息等。

15. 可追溯性 traceability

追溯对象的历史、应用情况或所处位置的能力。

注1：当考虑产品或服务时，可追溯性可涉及：原材料和零部件的来源、加工历史、产品或服务交付后的分布和所处的位置。

注2：在计量学领域中，采用ISO/IEC指南99中的定义。

[参照：GB/T19000–2016/ISO 9000：2015，3.6.13]

16. 计量溯源性 metrological traceability

通过一条具有规定不确定度的不间断的比较链，使测量结果能够与参考标准联系起来的特性。

[参照：ISO/IEC 17043：2010，3.15]

17. 捐赠者 donor

生物样本保藏中收集的生物样本和/或相关数据来源的有机体如人类、动物、植物等。

注1：人类样本的捐赠者可以是生物样本提供者。

[参照：GB/T 37864-2019，3.22]

18. 提供者 provider

向生物样本库提供生物样本和/或相关数据的人或机构。

注1：不包括能力验证提供者和外部供应方。

[参照：GB/T 37864-2019，3.41]

19. 伪名化 pseudonymization

对个人数据进行处理的一种方法，使这些数据在不使用额外信息的情况下无法识别特定主体。

注1：额外信息保持独立，并采用技术和组织措施确保个人信息无法关联到某个确定或可识别的主体。

[参照：GB/T 37864-2019，3.42]

20. 获得 acquisition

取得样本和/或相关数据的所有权和/或监管权的行为。

21. 接收者 recipient

接收分发生物样本和/或相关数据的人或机构。

22. 原始样本 original sample

来自人体的生物个体为检验、研究或分析一种或多种量或特性而从人体取出的认为可代表整体的一个独立部分生物样本，如体液、毛发或组织等。

23. 样本原始编号 original identifier

样本采集时标注于样本的原有编号或字符。

24. 样本编号 sample storage ID

生物样本唯一可识别的编号。

25. 样本信息 biological material information

生物样本信息，包括但不限于研究数据、表型数据、临床数据、流行病学数据和生物样本处理过程得到的数据等。

[参照：ISO 20387：2018，3.3]

26. 生物样本保藏 biobanking

生物样本获得和储存过程，包括以下部分或全部活动，即生物样本及相关数据和信息的收集、制备、保存、测试、分析和分发。

27. 样本储存位置 sample storage location

样本库中存放样本的具体的空间位置。

28. 采集 collection

直接获取所需要的人类生物样本及其相关数据的过程。

29. 收集 procurement

通过各种方式汇总多个来源的生物样本的过程。

30. 暂存 temporary storage

按照程序性管理文件，样本暂时存放于符合样本保存要求的专门场所或设施内的过程。

31. 存储 storage

将生物样本保持在特定条件下以备将来使用。

32. 分发 distribution

向接收者或用户提供经选择的生物样本和/或相关数据的过程。

33. 弃用 disposal

移除生物样本和/或相关数据的行为，通常是为了将之废弃、销毁或退回给提供者/供体。

34. 销毁 destruction

消除生物样本和/或删除相关数据，使其无法复原的过程。

35. 管理 governance

管理层制定运行政策和管理措施，并就科学、行政、技术、财务等问题提出建议/决议。

36. 分装 aliquoti

将生物样本分成几份并分别储存到单个容器中的过程。

37. 冷冻保护剂 cryoprotectant

使活细胞、组织、器官和生物体等在冰点条件下保持其生物特性的添加剂。

38. 冷链 cold chain

保持在不间断的低温环境下的供应链。

39. 信息管理系统 information management system

管理人类生物样本库所储存的生物样本相关数据的软件及硬件。

40. 相关数据 associated data

生物样本的附属信息，包括但不限于研究数据、表型数据、临床数据、流行病学数据和生物样本处理过程得到的数据等。

41. 样本鉴定 authentication

通过特定技术手段/文件在一定水平确定生物样本的属性，确认样本真实性的过程。

42. 合格 conformity

满足要求。

注1：在英语中，"conformance"一词与本词是同义的，但不赞成使用。在法语中，"compliance"也是同义的，但不赞成使用。

注2：这是ISO/IEC导则第一部分ISO补充规定的附件SL中给出的ISO管理体系标准中的通用术语及核心定义之一，最初的定义已经通过增加注1被改写。

[参照：GB/T19000-2016/ISO 9000：2015，3.6.11]

43. 不符合 nonconforming

偏离特定要求。

注1：这是ISO/IEC导则第一部分ISO补充规定的附件SL中给出的ISO管理体系标准中的通用术语及核心定义之一。

[参照：GB/T19000-2016/ISO 9000：2015，3.6.9]

44. 公正性 impartiality

体现客观性。

注1：客观性是指不存在利益冲突，或对生物样本库活动造成不利影响的利益冲突已解决。

注2：其他可用于传达公正性的术语有独立、摆脱利益冲突、摆脱偏见、中立、公正、开放性、公平性和平衡。

[参照：ISO/IEC 17021-1：2015，3.2]

45. 室间比对 interlaboratory comparison

按照预先规定的条件，由两个或多个实验室对相同或类似的项目进行测量或检测的组织、实施和评价。

[参照：ISO/IEC 17043：2010，3.4]

46. 确认 validation

通过提供客观证据对特定的预期用途或应用要求已得到满足的认定。

注1：确认所需要的客观证据是指测试或其他形式的测定（如变换方法进行计算或文件评审）的结果。

注2："已确认"一词用于表明相应的状态。

注3：确认所使用的条件可以是实际的或模拟的。

[参照：ISO 9000：2015，3.8.13]

47. 验证 verification

通过提供客观证据对规定要求已得到满足的认定。

注1：验证所需要的客观证据是指测试或其他形式的测定（如变换方法进行计算或文件评审）的结果。

注2：为验证所进行的活动有时被称为鉴定过程。

注3："已验证"一词用于表明相应的状态。

[参照：ISO 9000：2015，3.8.12]

二、资源要求

（一）法律伦理

1. 法律法规和标准

有关人类肿瘤生物样本采集和保藏的国家法律法规，参见《中华人民共和国生物安全法》《中华人民共和国数据安全法》《中华人民共和国人类遗传资源管理条例》《涉及人的生命科学和医学研究伦理审查办法》。

人类肿瘤生物样本采集和保藏应符合 GB/T 38736-2020、GB/T 39766-2021、GB/T 39767-2021 等标准的规定。

2. 行政许可

人类肿瘤生物样本的采集和保藏机构，应根据中华人民共和国科学技术部人类遗传资源管理办公室的相关规定，申报并获取科技部人类遗传资源采集或保藏行政许可审批通过，方可开展人类肿瘤生物样本的采集和保藏工作。

3.伦理准则

（1）采集和使用人类生物样本应建立在保护人的生命和健康，维护人的尊严的基础上。

（2）对捐赠者的安全、健康和权益的考虑必须高于对科学和社会利益的考虑，力求使捐赠者最大程度受益和尽可能避免伤害。

（3）尊重和保护捐赠者的隐私，如实将涉及捐赠者隐私的资料储存和使用目地及保密措施告知捐赠者，不得将涉及捐赠者隐私的资料和情况向无关的第三者或者传播媒体透露。

（4）一般情况下，履行知情同意程序，尊重和保障捐赠者自主决定同意捐赠与否，不得使用欺骗、利诱、胁迫等不正当手段使捐赠者作出错误的意思表示。

（5）对于丧失或者缺乏能力维护自身权利和利益的捐赠者（弱势人群），包括儿童、孕妇、智力低下者、精神病患者、囚犯以及经济条件差和文化程度很低者，应当予以特别保护。

4. 伦理审查

人类肿瘤生物样本的采集、保藏和应用，必须申报并获取伦理委员会审查通过。

5. 知情同意

人类肿瘤生物样本的采集和应用，必须事先进行充分知情同意告知，并签署人类肿瘤生物样本的采集和应用知情同意书。

6. 公正性

（1）生物样本库应有组织结构和管理维护其公正性。

（2）生物样本库管理层应承诺公正。更多信息可参照 ISO 26000 社会责任指导。

（3）生物样本库应对样本保藏的公正性负责，不允许内部或外部压力损害其公正性。

（4）生物样本库应识别持续运行过程中维持公正性的风险。

（5）以下关系可能会影响生物样本库的公正性，包括所有权、管理、经营、人员、共享样本和相关数据、财务、合同、营销（包括品牌）和销售支付佣金或吸引新用户方式等。

（6）一旦识别到影响公正性的风险因素，生物样本库应表明如何消除或最小化这些风险。

7. 保密性

（1）生物样本库应保护样本提供者/供体、接收者和用户的隐私信息和权利，尤其是在数据的储存和传输过程中。

（2）生物样本库应通过做出具有法律效力的承诺，对其日常活动中所获得或产生的保密信息承担管理责任。在分享数据或生物样本及相关数据时，在可能的情况下，生物样本库应告知提供者/供体的隐私和机密如何被保护。生物样本库仅根据相关协议和授权来发布生物样本及相关数据（如合同协议、具有法律约束力的文件、伦理批件）。

（3）当生物样本库需要根据法律要求公开隐私信息时，应告知提供者/供体需要提供的信息，除非法律禁止。

（4）所有能访问生物样本库机密数据的员工都应保密。

（二）职能机构

1. 样本库管理层

（1）总则

样本库应由有能力且对其活动负责的管理层，来指导和建议科学、技术和/或管理行政等其他事项。

（2）样本库管理层职责

样本库管理层职责如下：

a. 负责样本库建设的顶层设计及规划，保障样本库能得到持续的经费支持。

b. 建立样本库的运营管理和保障机制，确保样本库合法合规的有效运行。

c. 策划、建立样本库质量管理体系，确立质量方针和质量目标，并确保在策划和改变质量管理体系时，维持其完整性。

d. 确保质量管理体系在组织内传达并得到理解，及其持续适用性得到评审。

e. 确保样本库服务，包括适当的解释和咨询服务，满足利益相关方的需求。

f. 确保对样本库所有人员的职责、权限和相互关系进行规定、成文并在样本库内传达。

g. 确保在样本库及其利益方之间建立适宜的沟通程序，并确保就样本采集、运输、接收、处理、储存、质控、分发、报告等过程以及质量管理体系的有效性进行内外部沟通。

2.学术委员会

（1）总则

样本库应有学术委员会负责论证其顶层设计、发展规划和可持续发展，负责生物样本保藏的学术性审查，同时为样本库管理层提供学术性指导。

（2）学术委员会职责

学术委员会职责如下：

a.对样本库顶层设计、发展规划和可持续发展提供学术性指导，对其运营和服务进行评议。

b.对申请入库的每个项目进行学术审查，提出学术意见和建议，做出学术评估。

c.对研究者申请使用生物样本的研究方案进行学术评估，保障生物样本学术合理使用。

d.对审核情况、申请书、供体的资料及其他有关事项具有保密义务。

3.伦理委员会

（1）伦理委员会的组成

伦理委员会的委员应当从生命科学、医学、生命伦理学、法学等领域的专家和非本机构的社会人士中遴选产生，人数不得少于7人，并且应当有不同性别的委员，民族地区应当考虑少数民族委员。伦理委员会委员任期不超过5年，可以连任。伦理审查委员会设主任委员1人，副主任委员若干人，由伦理审查委员会委员协商推举或者选举产生，由机构任命。

（2）伦理委员会的权利

对本机构及其所属机构的生物样本收集、使用及处置进行伦理审查、监督和检查；按照伦理原则不受任何干扰地自主做出决定。

（3）伦理委员会的义务

伦理委员会有以下义务：

a.组织开展相关伦理培训。

b.为接受伦理审查的方案保密。

c.审查结果应当及时传达或者发布。

4.样本库执行机构

（1）总则

执行机构在样本库管理层直接领导下，在学术委员会、伦理委员会的审查、监督下，执行样本库的日常工作。

（2）职责

执行机构有以下职责：

a.在伦理委员会和科研管理机构许可范围内合法合规开展工作。

b.按照规定流程收集、运输、储存与管理样本。

c.根据科研管理机构的审批进行样本出库。

d.按照质量管理体系维持样本库的正常运转。

e.遵循样本库各项规定和安全规范，负责样本库日常安全管理工作。

f.建立、实施和维持质量管理体系所需的过程；定期评估与审核质量管理体系运行情况和改进需求；确保全员理解利益相关方的需求和要求。

（3）人员要求

人员要求总则如下：

a.所有可能影响生物样本库活动的内部或外部人员，都应公正行事。

b.所有能访问生物样本库机密数据的人员都应遵守保密规定。

c.生物样本库应规定参与生物样本库活动人员的能力要求，并将这些要求形成文件。

d.生物样本库应在岗位描述中详细规定员工的岗位职责和权限，并告知相关人员。

e.生物样本库或其母体组织应确保建立、实施相关文件以维护员工的健康和安全，并通过对生物和化学材料、操作过程和在用仪器进行全面的风险评估来确定所需安全培训的级别。

（三）人力资源

1. 总则

应遵守GB/T 37864-2019第6.2.1条的要求。

2. 人员资质

（1）生物样本库负责人应为医学相关专业的人员。

（2）样本库主管人员应有相应的既往工作（以往工作、进修学习和/或实习）经验。

（3）每个岗位的专业技术人员应该经过中国医药生物技术协会组织生物样本库分会的专业培训，并考核合格，以保证其有能力胜任相关岗位工作。

3. 人员能力

（1）应将每一岗位人员资质要求形成文件。该资质应反映教育、培训、经历和所需技能证明，并与所承担的工作相适应。

（2）应对所有人员岗位进行描述，包括职责、权限和任务。

（3）应制定员工能力评估的内容、方法、频次和评估标准，评估每一位员工在适当的培训后执行所指派的管理或技术工作的能力。能力评估间隔以不超过1年为宜；新进员工在最初6个月内应至少接受2次能力评估，并记录。当职责变更时，或离岗6个月以上再上岗时，或政策、程序、技术有变更时，员工应接受再培训和再评估，合格后方可继续上岗，并记录。

（4）应定期对员工的表现进行评估，并确保该评估工作考虑了样本库和个体的需求，以保持和改进对利益相关方的服务质量，激励工作关系。

（5）应建立员工个人技术档案，保持全体人员相关教育和专业资质、培训、经历和能力评估的记录，这些记录应随时可供相关人员获取与使用。

4. 人员培训

（1）总则

应遵守 GB/T 37864-2019 第 6.2.3 条的要求。

（2）新员工入职培训

应有程序向新员工介绍内部组织架构、管理制度、岗位职责、岗位工作程序、质量管理、健康和安全要求、职业道德和伦理要求。

（3）轮岗培训

应为新轮转到不同岗位的员工提供相应的专业知识培训，确保轮岗员工操作规范和样本库运转的连续性。

（4）继续教育和专业发展

a.应每年针对不同层级工作人员制定继续教育培训计划并进行样本库专业技术及知识、质量管理相关知识等培训。员工应参加继续教育以提升专业水平。

b.特殊岗位（如病理组织样本采集）或新技术应用前，应为相关人员提供相应的专业技能培训。经考核合格后，对特定的岗位人员资格进行授权。

（四）环境设施

1.基本要求

（1）应遵守 GB/T 37864-2019 第 6.3 条的要求。

（2）应确保为设备的使用和样本的储存提供充足并安全的空间，支持设备的正常运行，并为样本库的工作人员提供安全有效的工作环境。

（3）应考虑当地自然状况和供电、液氮等的利用能力，规避潜在的自然灾害（例如火灾、洪水、大风、地震、海啸等）可能造成的损失。

（4）样本库的设施与环境应符合生物安全和生物安

保的相关要求。

2.承重及地板要求

（1）承重

样本库的建设应考虑场地承重，计算样本库的重力负荷，控制样本储存设备数量在安全范围内。

（2）地板

样本库的地板应与日常使用的设备和冷却剂相适宜。地板应便于清洁并方便设备移动。

3.功能分区要求

（1）接收/分发区域

承担样本的接收/分发工作。该区为污染区，应注意生物安全防护并避免样本间交叉污染，配备清洁消毒设施。

（2）制备区域

承担制备、标识等工作。该区为污染区，应注意生物安全防护并避免样本间交叉污染，配备适合生物样本制备所需的设备设施。应注意危险化学品的规范使用和管理。

（3）储存区域

a.无热源低温储存区。主要指使用液氮储存样本的区域，应具备通风/换风、氧含量监测设施、温湿度监控、防滑防冻防爆性能的地面等条件。

b.热源低温储存区。主要指使用冰箱储存样本的区域，应具备通风/换风、备用电源、断电报警系统和温湿度监控等条件。

c.室温储存区。主要指在室温下储存样本的区域，应具备通风/换风、温湿度监控等条件。

d.冷库储存区。主要指使用冷库进行样本储存的区域，应具备备用电源、安全开门装置、监测设备和报警系统等条件。

（4）质检区域

承担生物样本的质量检测工作。应配备适合生物样本质检所需的设备设施，按要求进行相应的环境洁净度设计。

（5）信息中心

承担信息和数据的储存和管理。应配备与样本库库容量相适应的软硬件设施，并适当配备备用服务器。

（6）综合办公区域

日常办公场所。应配备与其工作相适应的设备设施。

（7）危险化学品保管区域

危险化学品指定放置区域，应符合国家相关法律法规要求。

（8）生物废弃物存放区域

生物废弃物的指定放置区域，应根据废弃物的分类和安全要求划分区域，存放区域或容器应符合国家相关法律法规要求并设置标识。

4.温度和湿度要求

（1）样本库室内温度应控制在16℃~28℃，相对湿度应控制在30%~80%。

（2）对温湿度有特殊要求的设备存放区域，其温湿度应满足设备运行要求。

（3）样本库温度和湿度应有相应的记录并定期审核复查。

5.通风/换风要求

（1）样本库应保证良好的通风，防止潮湿及冷凝。

（2）在使用冰箱和冷柜的区域应有足够的空气流动空间防止温度过高。

（3）在使用液氮（罐）及干冰的区域，应有通风和监测设备以保证足够的氧气含量。

（4）如产生具有潜在危害的挥发物，其通风/换风应按相关法律法规要求处理，保证人员安全。

6. 照明要求

（1）使用工作照明时应考虑光源是否影响样本质量或储存条件，在冷冻样本附近宜使用荧光灯或其他冷光源。

（2）光照强弱和类型应根据储存条件、操作要求、样本的体积和类型、条码/标识系统等决定。

（3）样本库应配备应急照明设备和紫外照明设备，并定期检查做相应记录，必要时进行更换。

7. 供电保障要求

（1）应保证样本库用电安全。

（2）样本库应配置备用电源，并符合 GB 50052-2009 第 4 章的规定。

8. 消防系统要求

（1）样本库的消防系统应符合 GB/T 31540.4-2015、GB 15630-1995 的要求。

（2）接收/分发区域、制备区域、储存区域、质检区域、信息中心、危险化学品保管区域和生物废弃物存放区域等不宜用水灭火的区域，应配置无水阻燃灭火器，并定期进行检修和维护。

9. 供排水系统要求

供水排水系统建设应遵循 GB 50015-2003 的规定和生物安全二级实验室供排水系统的要求。

10. 安保要求

（1）应配备门禁系统，保持受控状态，仅对授权人员开放，并记录所有人员进出样本库的信息。

（2）应配备合理的安全系统，以确保储存样本和数据的安全性。

（3）应建立监测和报警系统，并确保正常运作。

（4）应配备紧急冲淋器及洗眼器。

（五）仪器设备

1. 总则

（1）应遵守 GB/T 37864-2019 第 6.5.1 至 6.5.7 条的要求。

（2）应配备足够的备用储存设备，以应对可能出现的设备故障。

（3）应定期检查监测报警设备，确保其处于正常使用状态。

（4）应建立预警制度和应急预案，保证在关键设备故障或断电等情况发生时能采取及时有效的补救措施。

（5）应配置与预期目标相符合的设备，以满足样本保藏需求。

2.设备管理

应指定设备责任人（以下简称"责任人"）管理设备，包括设备档案、配件和日常维护检查等，责任人一旦变动，应办理交接手续。

3.设备档案管理

（1）遵守 GB/T 37864-2019 第 6.5.8 条的规定。

（2）责任人应编制设备清单，在设备有变化时应予以更新。

4.设备状态管理

（1）设备标签内容应包括设备名称、型号、编号和责任人等。

（2）设备的状态标识应包括"正常使用""暂停使用""停止使用/禁用"和"备用"。

5.设备使用

（1）在用计量器具应有计量鉴定证书或合格标记，发现合格证书丢失或超期，应及时查找原因，办理补证手续，并应定期进行校准。

（2）有下列情况之一的计量器具不应使用：

a. 未经检定或检定不合格；

b. 超过检定周期；

c. 无有效合格证书；

d. 计量器具在有效使用期内失准；

e. 未经政府计量行政部门批准使用的非法定计量单位的计量器具等。

（3）设备使用前应制定操作规程。

（4）设备应经授权使用，设备责任人和使用人应熟悉设备的操作规程及注意事项。

（5）应对设备使用情况进行记录。

6. 设备保养和维修

（1）应制定设备保养程序，并形成文件，包括保养的内容、频次和人员。

（2）应按规定进行设备的日常保养并做相应记录，同时定期检查执行情况。

（3）计量器具应按照计量器具检定规程定期校准。

（4）设备发生故障时应予以隔离以防误用，或加贴标签或标记以表明该设备已停用，直至修复且经过校准或测试后表明能正常工作，遵照 GB/T 37864-2019 第

6.5.11 条的要求。

（5）应填写维修记录，包括设备故障发现日期、故障原因、维修方法和维修结果。

7. 设备报废

（1）符合报废条件的设备，如设备故障无法修复和计量检定达不到要求等，应填写报废单，经有关部门审核批准后予以报废处理。

（2）报废的设备，应由责任人粘贴明显标识并隔离存放，在设备档案中做好报废记录并存档，及时交回设备主管部门处理。

（六）试剂和耗材

1. 总则

（1）应选择与预期用途相适宜的试剂和耗材，并检测试剂和耗材的性能参数。若供应商和产品发生变更时，应重新进行性能确认和验证。

（2）应根据国家标准 GB 13690-2009 确定试剂和耗材的危险等级并进行标记。

（3）根据不同危险等级设置相应的管理流程。属于危险化学品的应遵循国家和地方相关规定。

2.试剂和耗材的管理

（1）应设置试剂耗材管理人员，建立试剂和耗材目录清单，保留试剂和耗材的全流程记录，并对相应记录和档案定期核查和管理。

（2）试剂和耗材的状态可分为在用或废用，废用的试剂和耗材应设置明显的标识，隔离放置，并进入废弃和销毁流程。

（3）试剂和耗材的外部供应应遵守 GB/T 37864-2019 第 6.4 条的要求，并制定、成文和实施程序。应确定试剂和耗材的外部供应符合样本库的要求，并监控供应商的表现以确保购买的试剂和耗材质量或服务持续满足要求。

（4）应将试剂和耗材存放于适宜的空间，并做好相关记录。

（5）已过期或者性能不符合预期用途的试剂和耗材，应标记为失效。可考虑降级使用并做相关标记，或者直接进入废弃和销毁流程。

3.试剂和耗材的废弃和销毁

应记录试剂和耗材的销毁时间、数量、原因。根据不同安全级别实施相应的销毁方案、废弃后回收方案。

（七）信息化管理

1. 总则

（1）具备适宜的软件和硬件。

（2）应实现生物样本保藏过程信息管理。

（3）应具备信息可追溯性和交互性。

（4）应保障信息安全，保护供体隐私。

2. 要求

（1）软件和硬件

a. 应具备满足 GB/T 39766-2021 第 10.1.2 至 10.1.4 条要求的信息管理软件。

b. 应满足样本库业务需求，基本功能宜包括但不限于采集、接收、分发、运输、制备和保存、储存、弃用、质控、查询、追溯、统计和申请使用等过程信息的管理，同时应记录和存档知情同意信息。

c. 应具备与样本存储预期相匹配的数据储存和计算资源，保证其可扩展性，并定期监测。

（2）采集过程的信息

a. 应遵守 GB/T 37864-2019 第 7.2 条的要求，且应包含生物样本的唯一标识符。

b. 应包括书面协议和/或具有法律约束力的文件中要

求的信息。

c. 应包括样本采集过程中需要记录的相关信息，可参照GB/T 37864-2019附录B.2。

（3）接收过程的信息

a. 应记录和/或保留接收前生物样本经历阶段的相关信息，记录/保留相关信息可用于评估生物样本与预期要求的适合度。

b. 内部接收时，应包含接收记录所包含的信息，以及用于评估所接收或获得的生物样本属性与满足预期要求所需要的信息。

c. 外部接收时，还应包括生物安全、生物安保和知识产权等信息，以及书面协议或具有法律约束力的文件（如合同、书面和签署的承诺、有约束力的网络接收条款和条件）中要求的信息。

（4）分发过程的信息

a. 应包含样本使用申请和审核记录信息及样本转移协议、数据转移协议和报告要求的信息。

b. 应包括生物安全、生物安保、伦理要求和知识产权等信息，以及书面协议或具有法律约束力的文件（如合同、书面和签署的承诺、有约束力的网络接收条款和条件）中要求的信息。

（5）运输过程的信息

a. 应包括GB/T 37864-2019第7.4条要求的信息。

b. 应包括样本运输过程中需要记录的相关信息。可参照GB/T 37864-2019附录B.3。

（6）制备和保存过程的信息

a. 应包括GB/T 37864-2019第7.6条要求的信息。

b. 应包括样本制备和保存过程中需要记录的相关信息。可参照GB/T 37864-2019附录B.4。

（7）储存过程的信息

a. 应包括GB/T 37864-2019第7.7条要求的信息和样本保存位置信息。

b. 应包括样本储存过程中需要记录的相关信息。可参照GB/T 37864-2019附录B.5。

（8）弃用过程的信息

应包含样本弃用申请、审核记录、销毁或退回记录，以及样本弃用过程中需要记录的信息，可参照GB/T 37864-2019附录B.6。

（9）质控过程的信息

应包括样本质控过程中需要记录的相关信息。可参照 GB/T 37864-2019 附录 B.4。

（10）信息查询和统计

应遵循合同和法律规定提供数据查询服务，并允许对样本生命周期产生的信息进行查询。

（11）信息追溯

a. 生物样本应使用唯一标记技术，具备唯一的追溯编码或标识。

b. 追溯节点应包括样本的采集、接收、处理、分发、运输、制备和保存、储存、弃用等过程中涉及的各环节责任主体，包括法人实体或自然人。

（12）追溯数据保存

a. 应记录所有样本与追溯节点之间的链接信息，并允许对追溯节点关联的信息进行注释。

b. 宜允许对生物样本保藏中的偏离进行标记。

（13）数据交互

a. 应具备与其他单位或组织的样本信息管理系统进行数据共享对接交互的功能。根据实际需要，对接内部临床数据库，宜包括但不限于：HIS/LIS/PACS/EMR 系统等，数据对接和交互时应确保样本 ID 号等关键信息标识唯一性。

b. 系统间数据交互时，应保持数据一致性，数据宜结构化处理，个人信息应加密处理。

c. 系统间数据交互时，应进行安全身份认证，应采用数据安全策略，应具备容错机制。

（14）信息访问

宜提供对外访问接口和对应接口的文档说明，以便相关部门进行检查和监督。

（15）信息保存安全

a. 应包括GB/T 37864-2019第7.3.1条要求的内容。

b. 应制定数据备份方案，防止信息存储环境影响信息存储安全，导致数据丢失或损坏。

c. 应遵循书面协议和/或具有法律约束力的文件规定的时间期限保存数据和设置访问权限。

d. 所有能访问生物样本库信息的员工都应遵循合同和法律相关保密规定。

（16）外部访问安全

a. 网络环境安全。如外部访问信息涉及样本详细信息及其他敏感信息时（如样本类型、样本量、疾病类型，以及其他供体信息等）宜采用专线网络或利用Internet建立虚拟专用网VPN等技术，可采用合理的硬件防火墙。

b. 传输安全。外部访问时的信息传输，应进行数据加密处理。

c. 病毒防护软件。应采用合理的安全防护软件，以防止病毒及黑客侵入攻击等。

d. 口令安全。应建立合理的口令安全策略，以保障系统不被非法入侵。

（八）安全保障

1. 人员安全

（1）对生物样本库内有使用到有毒、有害物质的工作区域，应符合 AQ 3013-2008 的规定。

（2）所有生物样本都被视为具有生物危害风险，样本库建立应采取生物安全预防措施，并符合 GB 19489-2008 的要求。

2. 样本安全

（1）环境安全维护

a. 消防安全：生物样本库必须配置消防给水系统和无水阻燃剂灭火器，并定期进行消防设施检修和维护。

b. 供电保障：生物样本库应配备双路市电供电及配置备用电源，并符合 GB 50052-2009 的规定。

c.空间要求：生物样本存储区需有足够的空间且通风良好。

d.室温控制：生物样本库室内温度须控制在16℃~28℃。

e.湿度控制：生物样本库相对湿度需控制在30%~80%。

f.紫外消毒：生物样本库须安装紫外线消毒设施，定期对生物样本库各功能区域进行消毒处理。

（2）硬件设施安全

a.设备安全：仪器设备应根据厂商要求定期维护和更换。

b.远程报警：生物样本库的超低温或深低温存储设备，必须安装自动远程监控报警系统。

（3）信息数据安全

a.生物样本库信息系统应进行权限设置，工作人员只能按照授权进行操作，操作记录应保留供查询。

b.定期对保存生物样本库数据信息的服务器进行维护。

c.定期对保存于服务器上的数据信息进行备份。

（4）安全管理机制

a.准入权限。样本存储区域应建立人员出入管理机制，仅允许授权人员进入。

b. 应急预案。生物样本库管理应建立应急预案。

（九）投诉处理

1. 生物样本库应建立、成文并实施关于投诉的接收、评估及处理程序。

2. 关于投诉处理的描述对所有相关方都应公开。如接到投诉，生物样本库应确认投诉是否与其活动相关及是否对此负责，如果是，应恰当处理。生物样本库应对投诉处理流程负责。

3. 处理投诉的过程应至少包括以下要素和方法：

（1）接收、验证、调查投诉以及决定对此采取何种处理方法的描述。

（2）跟踪并记录投诉，包括解决投诉的行为。

（3）确认采取了所有适当的方法。

4. 收到投诉的生物样本库应负责收集和核实所有必要的信息以受理投诉，生物样本库应确认收到投诉。

5. 如可能，生物样本库应提供关于投诉的处理过程报告及处理结果。

6. 对每项投诉应进行公正调查，与投诉方沟通投诉结果应由与被投诉生物样本库活动无关的人员负责推进。

7. 如可能，生物样本库应向投诉方提供关于投诉处理的正式通知。

三、过程要求

（一）采集

1. 采集前的策划与筹备

（1）采集前沟通

采集前样本库与样本提供方和接收者/用户进行沟通，内容包括但不限于以下内容：

a. 预期研究的科学性和采集的必要性，伦理规定和知情同意要求，隐私保护政策。

b. 样本入库申请流程，各类申请表格填写说明。

c. 采集工作范围、时间、地点、人员，采集目的，样本来源、类型，采集、分装、制备保存方式、特殊处理要求，所用试剂和耗材类型、规格、型号。

d. 样本捐赠者的纳入和排除标准，样本接收和拒收标准。

e. 已知分析前变量，样本采集过程中产生的相关数据。

（2）采集前指导

指导应包括但不限于以下内容：

a. 捐赠者身份和知情同意书确认。

b. 隐私保护方式。

c. 明确捐赠者身份，符合纳入标准。

d. 采集和原始样本容器及必需添加物的说明。

e. 采集日期、时间、地点、采集者身份、分析前变量的记录。

f. 可明确追溯到捐赠者的原始样本标识方式说明。

g. 采集的样本运送到样本库之前的保存条件说明。

h. 采集所使用器具耗材的安全处置说明。

i. 样本转移入库要求说明。

（3）采集前培训

培训应包括但不限于以下内容：

a. 患者和样本信息的准确识别。

b. 有助于准确识别目的样本的知识，包括但不限于人体解剖学，大体病理学和临床指南。

c. 不同样本类型对应的采集技术，包括但不限于组织病理标本巨检、组织取材操作，血管确认，抽血和穿刺方法。

d. 同一捐赠者多个样本的采集顺序。

e. 采集后样本处理和保存要求。

f. 操作偏离、不良事件和不符合的报告和记录。

g. 不良事件影响的预防或控制（例如急救培训）。

h. 生物安全。

i. 紧急状况。

j. 计算机和其他相关信息技术的使用。

（4）样本采集前准备工作

应做好以下准备工作：

a. 样本的采集应由培训合格具有资质，且符合GB/T 37864-2019中7.2.3.3要求的人员执行。

b. 应与样本提供方和接收者/用户进行沟通，根据研究计划需求，制定采集方案。

c. 采集器具耗材准备：①组织样本，包括但不限于无菌剪刀、镊子、刀片、刀柄、直尺、纱布/吸水纸和冻存管等；②血液样本，包括但不限于一次性针头，采血管，其他血液样品采集装置，如试管架和止血带；③尿液样本，样本容器，包括留尿容器和分装容器。应符合WS/T 348-2011和GB/T 38735-2020中5.2的规定。

2. 组织样本

（1）采集原则

a. 组织样本采集应避免影响临床病理诊断，并遵循临床技术操作规范。

b.手术切除的肿瘤组织样本离体后，应快速将样本表面/腔面的血液、黏液以及污物清理干净，适用时，用无菌生理盐水清洗并吸干。

c.样本采集应在手术标本离体后30min内完成（胰腺样本因其易自溶特性，宜在15min内完成），并立即保存（液氮或固定）。

d.采集全流程应为无菌无污染操作，同一捐赠者多个样本的采集过程应避免交叉污染。

e.采集时避开坏死、黏液、胶冻样和出血区域。

f.记录分析前变量，包括但不限于样本供血阻断时间（适用时）、离体时间及保存时间。

g.采集结束清洗砧板及器械以备下次使用，一次性无菌刀片放入利器回收盒。

h.应根据长期储存后样本便于取出的原则确定样本置入冻存管方式。

（2）采集过程

a.判断病灶及切缘位置，并进行解剖，充分暴露病灶部位。样本采集时应保持切缘完整，避免破坏标本解剖学完整性。必要时采集前标记、采集前后拍照。

b. 根据研究需求宜配对"肿瘤旁组织"（宜距离肿瘤灶边缘 2 cm 处的组织）和/或"正常组织"（宜距离肿瘤灶边缘≥5 cm 处的正常组织）。

c. 应取与肿瘤组织学类型相符的肿瘤旁组织或正常组织，并注意不同部位对应正常细胞类型的解剖学位置。如空腔器官（如食管、胃、肠、胆囊和膀胱等）上皮来源的肿瘤，肿瘤旁组织或正常组织应为相应部位的"黏膜层"。

d. 组织采集应避开破坏病理诊断关注的标本信息。包括但不限于肿块中央最大剖面处，最深浸润处，距手术切缘最近处和距被膜最近处，涂墨、扎钉/线处等，癌旁组织和正常组织不应在手术切缘及浆膜/被膜处取材。

e. 采集应遵循距离肿瘤病灶中心由远及近的原则，按照"正常–肿瘤旁–肿瘤"的顺序，采集正常组织、近癌组织和交界组织（适用时）和肿瘤组织样本。

f. 肿瘤样本的采集应尽量避开非肿瘤组织，保证样本中肿瘤细胞比例。

g. 不同性质区域样本，如囊性、实性、囊实性区域，应分别采集、保存、编号标识。

h. 如有多发肿物、卫星灶或转移脏器，宜对所有肿块分别采集、保存、编号标识。

i. 淋巴瘤样本或阳性淋巴结样本，是否采集及如何采集应由病理医生决定和指导。

j. 如无法辨认正常和肿瘤区域，应放弃采集，罕有样本除外。

k. 宜根据所采集组织样本实际大小行分割和分装，分别储存以满足研究需求。

l. 组织分割大小宜根据后续保存方案制定。如冻存管保存的每块组织宜小于 0.5 cm×0.5 cm×0.3 cm，石蜡包埋保存的每块组织宜小于 2.0 cm×1.5 cm×0.3 cm。

3. 血液样本

（1）采集原则

a. 采集前应确认捐赠者身份，并明确其符合饮食限制等采样要求。

b. 儿童捐赠者应根据体重计算其适宜采血量。

c. 小儿末梢血采集应由经验丰富的人员操作，选择合适的穿刺部位；未满6个月的婴儿不应选择手指采集。新生儿应避免使用锐器损伤新生儿跟骨。

d. 根据程序选择适当的血液样品采集技术（即静脉穿刺或毛细血管采样）。

e. 所有采血管中添加剂不高于规定采样量的10%。

f. 应根据预期保藏的血液样本类型选择采血管，优先使用塑料管。儿科患者采集血液样品时应使用低容量管。

（2）采集过程

a. 采集应选择合适部位，避免在外周血质量可能受影响的区域采集。如有瘘管、水肿、血肿、大面积疤痕、新纹身、烧伤、损伤或闭塞静脉的区域。

b. 采集前清洗和消毒穿刺部位；进行末梢血采血之前，需拭去第一滴血。

c. 在单次静脉穿刺或毛细血管穿刺采血期间采集多个血液样品时，应遵循机构规定和采集管制造商提供的采血顺序，避免血液样品的污染和管间添加剂的交叉污染。

d. 所有添加剂管采样时应按规定采样量要求采集。

e. 最好不去掉试管盖子而将血液注入试管，或将一个试管里的血液转移到另一个试管。

f. 血液样本采集后应立即按照制造商的说明要求，将含有添加剂的试管中的血液样品缓慢地翻转并按需要的反转次数进行彻底混匀。

g. 标记采集管并记录采集时间。

（3）感染预防和控制

a.应使用一次性针头，最好使用带有安全装置的针头。对于其他血液样品采集装置，如试管架和止血带，可能时宜使用一次性装置。

b.应为采集和处理样本的人员配备个人防护装备。基本个人防护装备包括实验服或隔离衣和手套。如果可能发生样本飞溅以及在处理有害物质时，应佩戴经许可的安全眼镜、面罩或其他眼睛和脸部保护装置。

c.应在接触患者/捐赠者前后、患者之间及摘除手套后进行手卫生。手卫生设施（包括含酒精的手部消毒剂）应便于使用。

d.正确处理采血针/切口器具和其他污染物质，如纱布和手套。分离医疗废物的最低标准是"三箱体系"，即分类设置传染性废物箱，锐器箱和一般废物箱。生物危害废物应置于带有相应生物危害标志的指定容器中。

e.样本采集区和处理区（台面、桌面、柜面、地板等）表面应每天清洁，有污渍时随时清洁。

4.尿液样本

（1）采集原则

a.应明确采集尿样的类型：晨尿、随机尿、餐后尿和计时尿等。

b.应根据采集尿样的无菌要求选择采尿方式：中段尿、导管尿、耻骨上穿刺尿、前列腺按摩后采集尿液等。

c.应根据研究方案决定是否需要添加剂及类型：防腐剂、蛋白酶抑制剂和核酸保护液等。

（2）采集过程

a.采集前应确认捐赠者身份，并明确其处于安静状态，避免影响因素。

b.对知情同意书、留尿容器和分装容器等进行唯一标识，且不宜标识在容器盖上。

c.采集全流程应为无菌无污染操作。捐赠者采集前应先洗手以及其他必要的清洁措施，再清洁外生殖器、尿道口及周围皮肤。女性捐赠者应避免阴道分泌物及经血污染尿液。

d.采集容器应该是具有防漏塞的无菌干燥广口容器，容量为50mL至3L。

e.应根据采集方案要求捐赠者留取足够的尿量。

f.适用时，可一次性取样后进行分装保存。

5.其他样本

（1）其他样本包括唾液、痰液、母乳、脑脊液、支气管肺泡灌洗液、浆膜腔积液、男性生殖道样本（精液和前列腺液）和女性生殖道（阴道分泌物）样本等。

（2）母乳样本可在喂养开始时进行采集，可通过人工挤出或利用真空泵抽吸到无菌瓶。

（3）上述其他样本的采集建议在进行医学检查的同时采集，应由培训合格具有临床资质的人员执行。

（4）上述其他样本的采集宜参见《全国临床检验操作规程》（第4版）"第一篇临床血液与体液检验中相关样本的采集与处理"章节内容。

（5）应收集在20℃~40℃、清洁、干燥的广口容器中。如在捐赠者家中采集，应在采集一个小时内保存，采集生殖道样本最好在单独的房间内进行。

（二）接收和登记

1. 接收

（1）总则

a. 应确保样本由已接受安全操作规程培训并考核合格的人员接收。

b. 应确保样本质量在接收活动中不受损害。

c. 工作人员应保护所接触供体/样本提供方/捐赠方、样本及相关数据的隐私。

d. 接收人员根据作业指导书和申请保藏样本项目的要求，确认接收过程和进行适当的准备工作，选择恰当暂存方法进行接收。

e. 样本接收应在符合要求的指定场所进行。

（2）接收基本要求

样本库应明确接收样本的范围，按照接收/拒收样本的程序性文件进行。外来的所有样本，无论是单个的、部分的还是完整的生物样本及相关数据，在样本库接收前应进行确认和核查，核查应包括下列内容：

a. 供体签署的知情同意书通过伦理委员会审批。

b. 样本类型及数量与入库申请是否相符。

c. 样本容器上是否有标签，其唯一的标识是否正确无误。

d. 样本容器是否正确、有无破损。

e. 样本状态和样本量是否符合要求。

f. 样本采集过程中是否偏离了采集程序的要求。

g. 样本从采集到运输至生物样本库的时间是否符合要求。

h. 样本采集后及运输过程中，是否暴露于影响样本质量的温度环境。

i. 供体/样本提供方/捐赠方及样本相关数据是否符合要求。

（3）原始样本信息记录

样本接收人员应对收到的所有原始样本信息进行记录，记录包含但不限于以下内容：

a. 供体的身份信息和/或样本提供方（捐赠方）信息。

b. 样本唯一标识。

c. 样本采集日期、时间及采集人。

d. 样本接收日期、时间及接收人。

e. 接收的样本类型和数量，液体样本应记录容器类型和样本量；组织样本应记录样本类型、样本采集部位、冷缺血时间、样本处理方法和时间等。

f. 样本采集后和接收前的运输条件。

g. 生物样本的状态描述。

h. 内包装和外包装箱状态，有无损坏。

i. 运输过程中的冷链使用情况，如果包装中有温度记录仪，应检查温度记录仪是否出现了不符合要求的温度峰值。

j. 必要时，应备注可能影响样本质量的相关参数

（如：溶血、脂血、样本量不足等）。

k. 适用时，应记录拒收的样本及其原因。

l. 样本数据的完整性和准确性。

样本库应确保所收到的样品与转运清单上列出的样本相符、确保样本数量与清单相符。所有的异常应记录在案，并立即向样本提供方报告。双方应尽快解决这些异常并应进行相应记录。

（4）不合格样本处理

a. 不符合接收要求的样本应视为不合格样本。

b. 不合格样本应按要求隔离暂存，接收人员应及时与相关负责人员沟通，补充或纠正材料和信息，做出接收、拒收或退回处理。

c. 应记录不合格样本的捐赠者信息、原因及处理措施。

d. 如果接收了不合格原始样本，应在信息系统中进行记录并说明问题的性质。如果必要，在样本未来的分发时也应说明。

当收到细胞株时，适当和适用时，生物样本库应依据现有相关的国际标准或指南鉴别生物样本；原则上肿瘤生物样本库不接收任何微生物样本的保藏。

对合格样本应及时处理，包括生物样本的编号和制备等。对未能及时处理的样本应在保证其性状稳定的条件下，按规定要求保存样本并做好唯一性标识。

2.编码

（1）样本标识原则

a.样本库对所有保藏过程中的生物样本及相关数据，在其整个生命周期使用唯一标识符，标识方式包括但不限于外加或预制标签、条形码和二维码。

b.所有样本标识应符合环境要求及储存条件，保证标识的持久性和稳定性。

c.对于不同形式的样本，制定相应标识规则，标识符信息应包括：肿瘤类型、库类型、获得年份、样本流水号、样本类型、储存形式和分装管编号。

（2）编码分层

a.第一层编码：样本采集单位代码，可参见全国组织机构代码或机构缩写字母。

b.第二层编码：器官来源代码，见GB/T 39768-2021《人类生物样本分类与编码》表2。

c.第三层编码：样本类型代码，见GB/T 39768-2021《人类生物样本分类与编码》表1。

d. 第四层编码：取材部位代码。具体可如下：①正常组织用"N"表示；②肿瘤旁组织用"P"表示；③交界组织用"BO"表示；④肿瘤组织用"T"表示；⑤淋巴结用"LN"表示；⑥转移组织用"M"表示；⑦淋巴结用"LN"表示；⑧息肉组织用"PO"表示；⑨囊性组织用"C"表示；⑩穿刺组织用"SP"表示。

e. 第五层编码：储存形式代码，例如"NT"代表室温储存，见表1《储存形式代码一览表》。

f. 第六层编码：分装管/块/份编号，例如"1"代表所分装的第一管。

表1 储存形式代码一览表

建议储存温度	适用储存形式	建议代码
室温	玻片	NT
4℃	石蜡包埋组织	FFPE
−20℃	RNALater保存组织	RL
−20℃	石蜡组织卷	FR
−20℃	白片	WS
−40℃	DNA	f
−80℃	组织、血液和体液	F
−196℃	组织	LN

（3）编码规则

由样本采集单位代码（A）、器官来源代码（B）、年内流水号（C）、样本类型代码（D）、取材部位代码（E）、储存形式代码（F）、样本管/块/份编号（G）五部分组成。

具体编码格式如下：ABCDEFG。

举例：XXXX-H01-1900001B20T-N-1。XXXX表示机构代码，H01表示卵巢，1900001表示2019年的流水号，B20表示冻存组织样本，T表示肿瘤组织，N表示液氮储存，1表示第1管份。

3. 标识

（1）样本库应使用信息管理系统按照编码规定为每份生物样本生成的唯一标识符，在生物样本保藏的所有环节涉及的容器上标记，以通过该标识关联的信息，识别和定位样本或提供其他信息。

（2）标识形式应依据容器性质决定，包括但不限于：预制编码（一维码或二维码）、纸质标签、打印标签、粘贴标签。

（3）样本库应确认并验证标识形式的持久性，使之符合环境要求及相关的储存条件，标识形式应具备包括但不限于耐水、防腐蚀、防脱落等性质。

（4）不同样本标识形式：

a. 石蜡样本盒：标识信息宜打印、粘贴或激光蚀刻于石蜡包埋盒的顶部信息区域。

b. 组织切片：标签信息直接打印、粘贴或激光蚀刻于载玻片的标签标记区域。

c. 样本管：可采用预制编码样本管，保存样本后对编码进行定义；也可采用粘贴标签形式，将标识信息粘贴于冻存管管壁（和管盖）的标签区域。

4. 登记

（1）样本库应有稳定的信息管理系统用于生物样本的登记工作。

（2）登记过程应核对的内容应包括：姓名、性别、年龄、住院号、原始样本类型。

（3）登记内容

a. 由样本库采集的样本，登记的内容应包括：采集人员身份、采集日期时间、采集部位、样本类型、样本离体时间、样本管数量、储存方式。

b. 由样本库接收的样本，登记的内容参见本节"1. 接收，（3）原始样本信息记录"部分内容。

（4）登记前后应对样本信息进行核对。

（三）处理

1. 总则

（1）样本处理人员要求

a. 所有参与样本处理（如制备和保存）的人员必须经过培训、考核和授权后，方可进行生物样本的制备工作。

b. 在处理过程中应注意个人防护，避免影响样本质量或产生生物安全和生物安保等问题。

（2）处理前准备

a. 在开始工作前应识别样本标识信息，核对样本身份及信息的准确性。如不能明确原始样本的标识符或处理要求等信息，应及时与相关方联系，待确认后方可开始制备。如无法识别，应对该样本进行记录。

b. 耗材准备：准备冻存管或其他容器，并粘贴好标签，标签上至少包含唯一标识符。

c. 如发现待处理的样本存在质量问题，应对该样本进行记录，并联系相关方沟通下一步处理方式。

（3）处理程序

a. 处理程序包括但不限于：离心、固定、组织切片、分装、冻存、加入添加剂、制成石蜡组织和提取核酸等。

b.样本库可根据国际/国家标准、行业认可的程序和现行技术，或与用户协商的程序，针对不同的样本制定具体样本的处理程序。

c.对于处理过程中的关键时间点（如制备开始时间或持续时间、冻融时间），应按照标准格式记录。应记录处理过程中从事操作活动的人员身份。

d.每一操作程序的规定要求（性能特征）应与该样本的预期用途相关。

e.根据程序确定所需的环境设施、仪器设备、试剂耗材等资源，并制定操作规程。

f.处理程序的验证：①在程序常规应用前，应对未加修改而使用的已确认的处理程序进行独立验证。②样本库应从制造商或方法开发者获得相关信息，以确定处理操作程序的性能特征。③样本库进行的独立验证，应通过获取客观证据（以性能特征形式）证实处理操作程序的性能与其声明相符。④样本库应将验证程序文件化，并记录验证结果。验证结果应由适当的授权人员审核并记录审核过程。

g.处理程序的确认：①样本库应对以下来源的样本

制备保存程序进行确认：非标准方法；样本库设计或制定的方法；超出预定范围使用的标准方法；修改过的确认方法。②方法确认应尽可能全面，并通过客观证据（以性能特征形式）证实满足研究预期用途的特定要求。③样本库应将确认程序文件化，并记录确认结果。④确认结果应由授权人员审核并记录审核过程。⑤当对确认过的操作程序进行变更时，应记录改变所引起的影响，适当时，应重新进行确认。

2.组织样本处理

（1）样本处理过程中的关键活动

样本处理过程中的关键活动应在操作过程中记录步骤和相关参数，包括但不限：处理的日期、时间、生物样本的类型和状态描述、使用方法、仪器设备、试剂耗材、成品类型。

（2）冰冻组织

a.分装：应分装成与冻存管相匹配，易于取用和进行形态学质控的形状、大小。使用无菌刀片对样本进行分割，厚度不超过0.5 cm，如切割成大小约为0.5 cm×0.5 cm×0.5 cm 或1.0 cm×1.0 cm×0.5 cm的小块。

b.处理：应遵循距离肿瘤病灶中心由远及近的原

则，按照"正常-肿瘤旁-肿瘤"的顺序，分装正常组织、近癌组织、交界组织（适用时）和肿瘤组织样本。避免交叉污染，必要时更换刀片。

c. 保存：液氮预冻组织，分装入管，快速入液氮环境冻存。

（3）石蜡组织

a. 包埋时注意不同组织的切面朝向（如空腔器官的包埋应保证切片可观察到腔壁及囊壁全层信息）。

b. 分装原则：①根据包埋盒规格，设置样本尺寸，长<2cm，宽<1.5cm，厚度<0.5cm。②如依据取材部位进行分装，应遵循距离肿瘤病灶中心由远及近的原则，按照"正常-肿瘤旁-肿瘤"的顺序，分装正常组织、近癌组织、交界组织（适用时）和肿瘤组织样本。③分装后立即进入固定、包埋和蜡块制作流程，根据固定液性质选择固定时间。遵循《临床技术操作规范》（病理学分册，ISBN 7801941950）第四章第一节对应内容。

c. 保存：石蜡组织样本宜常温或4℃保存，应保证蜡块表面完全被石蜡包裹以避免组织暴露于空气中影响质量。

（4）切片

a. 制备前准备好载玻片，在其上标识与蜡块编号对应的切片信息。

b. 制备过程遵循临床技术操作规范（病理学分册，ISBN 7801941950）第四章第三节对应内容。

c. 切片制备好后，根据预期需求选择适应环境和温度进行保存，或立即进入染色流程。

3. 血液样本处理

（1）血液样本处理过程应在特定环境中进行，保证样本处理质量。

（2）原始血液样本经过离心可获得不同组份，如血清、血凝块、血浆、白膜层等。处理方法包括但不限于如下内容：

a. 离心：按照研究目的，应选择合适的离心参数和程序。如：密度梯度离心、超速离心、低温离心、二次离心等。

b. 分装：按照研究目的和计划，分装样本，确保持续性研究。

c. 信息标记：做好分装样本的信息录入和标记。

（3）原始血液样本经过多步分离或者添加试剂可制

备获得复杂衍生物，如核酸、蛋白、细胞等。

（4）当从血液样本中提取核酸时，应尽量避免污染、防止降解和保持核酸的完整性。

（5）血液样本处理过程的数据信息均应做好记录，包括处理时间、处理方法、处理样本类型等。

4. 不同样本类型的保存容器、制备和保存参数

不同样本类型的保存容器、制备和保存参数见表2。

表2　不同样本类型的保存容器、制备和保存参数

样本类型	样本制备/保存容器	制备参数	保存/储存条件
血浆/血清	促/抗凝管、样本管	4℃、离心10min	-80℃
单个核细胞	样本管	18℃-25℃、离心、细胞冻存液保存	-80℃
全血DNA	样本管	自动化核酸抽提工作站或手动抽提试剂盒	-30℃
冰冻组织	样本管	快速冷冻	-196℃
石蜡组织	石蜡包埋盒	固定、脱水、包埋	常温或4℃
组织切片	载玻片	切片制备、H&E染色法或免疫组化染色（如适用）	常温或-20℃

5.样本相关数据的处理

（1）样本库应对样本处理过程中产生的所有数据信息做好记录，包括处理日期、时间、处理方法、处理样本类型、操作人员身份信息、存储时间、存储温度等。

a.样本处理信息：在制备和保存过程中产生的样本相关数据，应实时录入样本库信息管理系统，与样本标识符自动关联。

b.样本位置信息：信息管理系统应预设规则，使其在样本信息录入后根据样本类型，自动分配样本保存/储存位置信息。

（2）样本库应建立、成文并实施样本相关数据的传输和接收程序，数据传输应确保其完整性并防止侵犯数据隐私。

（3）数据传输前，应就数据的采集和接收与有关各方达成工作协议。

6.制备和保存的偏离

如需更改用户拟定的制备和保存规程，或当工作人员在制备和保存过程中偏离了相关规程，应鉴定偏离程度和偏离对样本质量产生的影响，对偏离过程和结果进行记录并告知相关方。

（四）储存和弃用

1. 储存

（1）总则

a. 应遵守 GB/T 37864-2019 第 7.7 条的要求。

b. 应建立成文的储存相关程序文件并记录实施过程，确保样本及相关数据可追溯。

c. 应确保样本储存的设备及耗材具有唯一标识。

d. 生物样本库应根据不同类型的生物样本预期研究目的设置储存介质、温度和湿度。具体储存条件可参见本节"（三）处理，4.不同样本类型的保存容器、制备和保存参数"部分内容。

e. 分装入储存容器的生物样本，应依据预设的存储温度和生物样本库管理系统预设的位置存放在对应的储存设备中。

f. 样本应分装多管进行异地备份储存，以避免意外情况发生后损毁所有样本。

g. 样本储存期间应定期进行库存核查，评估库存增长量和样本库容量是否存在不对称风险；适用时，及时进行容量扩展。

h. 样本相关数据、知情同意书、伦理审核批准文件、样本库相关的程序性文件及记录等应归档保存。

（2）储存记录

a. 样本信息：生物样本库储存的生物样本，应具备、且至少包含样本采集、接收、登记、制备的信息，标识信息，储存生物样本的容器类型和环境条件。

b. 应记录储存过程中的参数。记录内容包括但不限于：生物样本的类型和状态描述、储存和取用日期时间、储存位置、储存条件、仪器设备、介质容器、操作人员、样本类型、储存形式等。

c. 应定期核查所有生物样本及相关数据的储存位置，任何时候应确保所有样本管和每批次样本的信息，和对样本管在储存期间的任何操作（取出、归还和分发）可被追溯。

d. 样本核对：在样本储存前、取出、归还和分发过程中应对样本信息进行核对。

（3）保障设施

a. 应定期对存储区域进行污染因素排查（例如潮湿、脏乱、纸箱等），避免低温环境的真菌滋生，造成样本污染。

b. 应安装温度监控系统，实时不间断监测储存设备中的温度。如发生异常情况，能及时进行样本转移等处理，保证样本的质量。

c.生物样本库建立容灾计划，使用备选的安全措施避免生物样本损失，包括以下内容：①容量：配置备用冰箱，并保持备用冰箱处于运行状态；②液氮：配置备用液氮补给罐，并保持其处于液氮充满状态；③供电：设置UPS电源或配置发电机，保证生物样本库电源不间断；④转移设施：应配置转运车/箱等设施，以在紧急情况发生时可将样本转移至备用设备。

d.生物样本库应制定安保计划和数据备份计划并制定样本库网络管理制度，防止服务器被黑客攻击、样本数据泄露等。

2.弃用

（1）总则

a.样本弃用（包含样本退回和销毁）应遵循伦理相关要求。

b.应遵循国家法律、法规要求，建立样本弃用管理程序文件并记录实施过程信息。

c.应确保样本及相关数据在弃用或销毁的全过程具有可追溯性。

d. 应将样本弃用记录归档保存。任何时候应确保生物样本库信息管理系统中每份样本和/或数据的弃用可被查询。

（2）弃用的触发条件

a. 符合研究方案中弃用要求。

b. 样本的采集量超出已批准方案和/或知情同意书限定的范围。

c. 样本提供方要求撤销样本或退出研究。

d. 有新的研究表明样本具备潜在的风险和生物危害。

e. 生物样本质量发生变化致样本无法使用，包括但不限于：①样本相关数据丢失；②样本受到污染或破损；③保藏过程导致的样本不可用。

（3）弃用申请

a. 样本库应有样本弃用管理程序文件，供申请人按照相关规定发起样本弃用申请。

b. 样本弃用申请应通过样本库管理层、伦理委员会和科学技术委员会的审批。

c. 弃用申请审批通过后，应按分发过程操作并依据样本的类型将其暂存在指定的区域中。

（4）弃用协议内容

a.样本及相关数据是否已进入研究过程的说明及告知。

b.样本及相关数据销毁过程条款：日期、时间、样本销毁方式、样本数据删除方式、双方确认签字。

c.样本提供者的联系方式。

d.遵守生物样本相关法律法规的承诺和保密条款。

e.生物样本库主任审核意见。

（5）弃用方式

a.样本退回：弃用申请审批通过后，应及时通知申请人领取样本，并在交接单上进行签字确认。如需采用寄送方式应符合GB/T 37864-2019第7.4条的要求，并将物流信息反馈给弃用申请人。

b.样本销毁：①如样本在库未分发，样本库应启动样本销毁程序，收集样本和信息，选择恰当方法和设备进行销毁并留存过程记录。记录应包括弃用的原因，涉及生物样本的类型和状态描述，弃用日期、时间、过程和结果，操作人员信息。②如样本已分发，对于未使用或使用后剩余样本，依据相关协议中对样本弃用的约定，由用户销毁样本，并将销毁相关记录和证明复印件发回样本库。③如样本提供方提出的撤回或退出知情同意的申请，样本库应向样本提供方发送相关记录证明销毁已完成。

c.数据弃用：①在生物样本触发弃用时，样本相关数据应同时做弃用处理，只在系统中留存标识样本状态的信息。②如样本已进入研究过程，则样本相关数据不应做弃用处理。

（6）销毁过程

a.分类收集：①应按相关规定将待销毁样本及其容器进行分类。各类待销毁样本不可混合收集。②应核对样本的信息并去除所有标签。③待销毁样本应按相关要求使用专用包装袋收集。

b.样本暂存：①应使用防渗漏、防遗散、无锐利边角、易于装卸和清洁的专用运送工具，并确保在运输过程中无泄漏、无散落。②应按照规定的时间和路线运送至暂存场所。③暂存场所宜做到日产日清。

c.样本销毁：①应交由具备医疗废物处理资质的机构进行销毁并记录交接过程相关信息。②应根据待销毁样本的性质和危险性使用规定的或被认可的技术和方法处理销毁样本。

（五）服务和分发

1. 分发制度

（1）样本库应制定共享政策，描述可以访问和提供的样本和数据。

（2）样本库规章制度的制定应该符合样本和数据共享政策，有明确的数据访问或样本获取的评价需求标准。

（3）样本库应该根据适用的法律和法规来制定分发样本和相关数据的政策，包括知识产权转让、知情同意、伦理和隐私标准以及涵盖特定数据共享的正式协议。

（4）样本库的生物样本和相关数据使用政策和程序应该符合所有的规章制度、国家法律和伦理学要求。

（5）样本库应该为工作人员提供样本访问和使用政策方面的相关培训。

（6）样本库应制定《材料/数据转让协议》或者类似的文件，文件中必须明确规定材料转出过程中有关各方的义务和责任，该协议必须在分发发生前双方签署生效。

（7）样本库应根据《材料/数据转让协议》或者类似

的文件合同中的规定分发样本和/或数据。样本库必须有类似文件的模板或者样板，在必要时用于使用和修改。

2. 信息沟通

样本库应与样本提供方和接收者/用户进行信息沟通。这些信息包括但不限于以下内容：

（1）样本库地址、服务时间和服务内容。

（2）样本入库申请流程，各类申请表格填写说明。

（3）样本纳入、排除标准。

（4）样本运送说明，包括特殊处理要求。

（5）捐赠者知情同意要求。

（6）样本库接收和拒收样本的标准说明。

（7）已知对样本质量有重要影响的因素的清单。

（8）样本库保护个人隐私信息的政策。

（9）样本库处理投诉的程序说明。

3. 查询检索

（1）生物样本库应明确生物样本及相关数据的查询检索制度，并通过适当的渠道公布。生物样本库应确保其与样本接收者/用户建立的书面协议、合同符合这些制度。

（2）样本库应明确可开放查询检索的内容，如：样本类型、临床病史资料、年龄、性别、储藏形式、样本管位置等信息。

（3）样本库应有专人负责接收和实施查询检索申请，根据筛选条件在生物样本库管理系统进行检索，筛选符合的样本信息，数据脱敏后导出。

4.申请审批

（1）申请材料

申请材料包括但不限于以下信息：

a.申请人姓名和联系方式。

b.项目名称。

c.项目科学性和支撑条件的说明。

d.项目中样本相关的研究内容、方法和技术路线。

e.样本类型、数量及其他要求。

f.样本科研数据的返还承诺。

g.伦理审核批准文件。

（2）审查基本要求

a.样本分发申请应经过样本库管理层、科学技术委员会和伦理委员会的审查和批准。

b.审查原则应包括但不限于以下内容：①项目的人员配备、经验及设备条件是否符合要求；②研究内容的科学性、可行性、合理性和创新性；③伦理审查；④所申请的样本类型和数量与研究内容是否匹配。

c. 审批过程应成文并记录。

（3）学术审查

a. 学术委员会对样本申请及研究方案进行学术审查，判定是否可以调用所申请的样本。

b. 如果有需要修正的，须提出修正意见。

c. 研究者根据修改意见重新填写生物样本使用申请。

d. 委员会专家对与自身利益相关项目应采取回避机制。

（4）伦理审查

a. 审查要点：①项目是否符合伦理原则的要求；②对捐赠者的资料是否采取了保密措施；③研究人员与捐赠者之间有无利益冲突；④对项目提出的修正意见是否可接受。

b. 伦理委员会审查意见书：①生物样本的应用方案需经伦理委员会审查批准并签署意见书，方可准予立项；②未获得伦理委员会审查批准的生物样本不得分发；③当研究程序或者条件发生变化时，必须重新向伦理委员会提出伦理审查申请。

5.分发过程

（1）总则

a.生物样本库应根据书面协议或具有法律约束力的文件（如：科研协作合同、《样本/数据转移协议》、《论文样本来源署名告知单》）中阐述的提供和使用生物样本及相关数据的条件，向接收方/用户提供生物样本及相关数据，对这些文件的所有更改都应记录。

b.如样本分发涉及国际合作和/或出口出境，生物样本库应向科技部、海关等主管部门申报获得审批后方可开始分发过程。

c.除有正当理由拒绝外，生物样本库在分发生物样本和/或相关数据时，应提供与接收者/用户签署的书面协议或其他具有法律约束力的文件所要求的信息报告。

d.在生物样本全部分发后，生物样本库应保留与这些生物样本相关的成文信息和数据的时间周期。

e.样本分发后，若因研究目的需要，或根据书面协议或具有法律约束力的文件，符合提供和使用生物样本及相关数据的条件时，生物样本库应有权访问生物样本相关的适当数据。

（2）分发基本要求

a. 审查通过的样本申请，生物样本库方可准予办理样本和相关数据的分发。

b. 样本及相关数据分发前，应与申请人签订《样本/数据转移协议》，《样本/数据转移协议》包括但不限于以下内容：①样本和/或数据储存说明；②隐私和保密原则；③样本及相关数据使用限制说明；④样本的生物危害性说明；⑤未使用或剩余样本的处理说明；⑥研究成果共享的特定条件说明；⑦数据共享的特定条件说明；⑧知识产权管理的特定条件的说明。

c. 应记录样本分发过程和结果信息并形成报告。

d. 在向样本使用者提供相关数据时，应避免分发任何可识别样本捐赠者个人身份的信息。

e. 应提前告知申请人样本分发的时间、地点及需要准备的包装和运输材料。

f. 应在合适的条件下进行分发活动，确保样本的质量。

g. 生物样本库应向接受者/用户提供所分发样本的质量报告：①分发相关的申请、审批和分发活动过程相关的文件和记录均应归档保存；②分发报告：应提供样本及其相关数据的报告给样本申请人，报告要求及内容应符合 GB/T 37864-2019 第7.12 条的规定。

6. 利益共享

（1）生物样本库应建立相应的政策和流程，确保使用样本库提供的样本和数据在发表文章时致谢样本库，这些要求应在《样本/数据转移协议》中明确。

（2）生物样本库应建立制度明确并向相关方告知，样本所有权和样本收益之间的关系，包括知识产权。

（3）生物样本库应与使用者在《样本/数据转移协议》中明确样本分发所产生的经济利益和（或）非经济收益（例如：访问费用、商业产品、版税、薪水）的共享条款，并达成一致。

（六）转移运输

1. 冻融、复温和分装

（1）样本库应有程序避免反复冻融和反复冷却复温玻璃化会对样本质量产生影响。包括但不限于：

a. 根据样本预期使用情况选择样本等分的大小。

b. 生物样本在提取、处理、转移、转运或运输过程中，限制反复冷却/复温、冻融及玻璃化/去玻璃化的次数。

（2）样本处理前后都要减少并记录反复冻融、复温的次数。

2. 包装

（1）总则

a. 应根据样本的运输温度要求，采用已验证的温控包装。对运输过程中的温度状况，进行实时监测和控制，保证样本的运输温度控制在规定范围内。

b. 应将包装样本容器内的空余位置进行填充。

c. 对温度有要求的样本，应准备合适和足够的制冷剂。

d. 对光敏有要求的样本，应将样本置于遮光的密封袋中。

（2）包装过程

a. 包装应符合MH/T1019-2005的规定，所有的外包装上都应有合适的标签及相应的包装规格标示，应采用三层容器包装。

b. 盛装样本的内层容器应防水、防漏并贴有标签。内层容器外面要包裹足够量的吸收性材料，吸收溢出的液体。

c. 第二层容器应防水、防漏，包裹并保护内层容器。应根据样本的类型、使用目的、样本量、运输路程、时间、整体包装的体积及重量限制、气候条件、季节和运输方式等预估可能需要的冷冻剂重量。

d. 应将制冷剂置于第二层容器和外层容器中间并包埋第二层容器。

e. 用干冰作为制冷剂进行运输时，包装不宜密闭，应允许二氧化碳气体的释放，避免干冰挥发产生的气体造成包装破裂或爆炸。

f. 外层容器应坚固耐压，以保护其内容物不遭受物理性损坏。

g. 外包装上的标签应具有耐受性，清晰易辨识。标签应标明包装件中的物品，指明包装件满足相关标准，提供安全操作和装载信息，标明危险品的性质，以及相关人员的附加信息，并且应有寄送地址和寄送者的详细信息等内容。

3. 运输

（1）总则

a. 运输应符合相关安全规定和相关标准的要求，如实申报运输样本以及制冷剂的内容和潜在的危险性。

b. 样本运输应由合格的工作人员或委托有资质的物

流公司承运，根据承运方的资质和条件，必要时对承运方的相关人员进行培训。

c.应根据样本类型、运输距离、时间及样本的温度、外部环境温度等情况，选择合适的运输方式和温控包装，确保样本在运输过程中符合温度控制要求。

d.运输过程中应始终保障制冷剂足量并完全覆盖样本。不同温度条件的样本在运输过程中不得混合，应分成独立的包裹进行运输。

e.应在运输途中实时监测样本温度，监测数据应不可更改且可导出或上传。

f.样本运输前应准备所有运输文件。运输文件应包括样本相关信息及运输相关的文件和证明等。

（2）安全规定

a.所有生物样本都被视为具有生物危害风险，样本的包装和运输应严格遵循国家的相关规定，委托有资质的运输公司进行运输，确保样本安全和运输人员的安全。

b.感染性样本的运输应符合 MH/T1019-2005 的规定。

c.生物样本的运输应该遵循以下规则：①如实申报

运输样本以及制冷剂的内容和潜在的危险性；②必须单独包装，不得以夹带或其他方式混装在普通运送包裹中。

（3）温度保障

a.石蜡样本和已染色切片可常温条件运输。

b.冷藏样本需要用足够的冰块或冰袋将样本温度维持在2℃~8℃。

c.低温保存的样本需要在干冰或液氮的保护下进行运输。

（4）生物样本运输的其他要求

a.生物样本运输应由寄送方准备运送清单，以便于收件方核对。

b.生物样本运输应用合适的包装以免造成样本的破碎或者其他损失。

c.收件方在核实样本后必须对样本的物理状况进行核对，然后回复寄送方。如有任何遗漏或者损失，应及时反馈。

（5）物流追踪记录

a.应对样本运输信息（如运输批号、日期和运输负责人等）进行详细记录。

b.运输开始前样本的发送方和接收方应进行沟通，保证接收方知晓样本可能到达的时间并做好接收准备。

c.样本的发送方和接收方都应对样本的运输进行追踪，以便出现问题时能及时解决。

（七）质量控制

1.总则

（1）应根据GB/T 37864-2019第7.8条的要求，建立并实施质量控制程序。

（2）样本及相关数据的质量控制，应符合其预期用途，并依据该预期用途确定质量控制的最低关键性能指标，并定期检查质量管理系统的有效性。

（3）应根据GB/T 37864-2019第8.4条要求，记录并保存质控过程中的相关数据。

（4）生物样本库所有工作人员，均有责任和义务保证生物样本及相关数据的质量符合预期研究目的的要求。

（5）从质量管理诸要素受控情况看，样本库接收样本的质量非检测人员所能完全控制，为"非完全自控要素"；保藏方法选择、仪器操作等，技术人员可直接进行控制，为"完全自控要素"。为保证样本质量真实客观反映样本情况，应对完全自控要素加以控制。

2. 影响生物样本和相关数据质量的因素

（1）样本库工作人员的能力是否符合样本保藏工作的要求。

（2）生物样本保藏的全流程均涉及生物样本和相关数据的质量。

（3）外部供应：样本储存设备（冰箱、液氮罐）、样本冻存管、样本处理设备等。

（4）样本保藏方法。

（5）质量管理体系文件对生物样本和相关数据质量因素的影响。

3. 质控方法和质控物

（1）应依据 GB/T 37864-2019 第 7.9 条的要求，使用经过确认和/或验证的方法来完成样本及相关数据的质控。

（2）在进行方法确认和/或验证时，应考虑人员、环境、仪器、试剂、耗材等因素对方法的影响。

（3）样本库在进行方法学确认、验证、室内质量控制、室间质量评价过程使用的质控物，应使用 GB/T 37864-2019 第 7.8.2.9 条中提到的物质。

（4）应使用接近保藏样本的质控物。

（5）应定期检测质控物关键的质量特性。

4.质量控制活动

（1）质量控制活动包括内部质量控制活动和外部质量控制活动，活动内容应包括样本和数据的质量控制。

（2）质量控制活动和结果都有详细的信息记录。

（3）生物样本库选择适宜的内控品，以评估这些生物样本的重要质量特性，包括稳定性，处理方法的性能和质量控制程序的准确度/精密度。

（4）应有适当可用的内控品，如GB/T 37864-2019第7.8.2.9条中提到的物质。

（5）凡是能够获得内控品的检测项目，均应开展室内质量控制，每次实验随样本一起操作并记录，通过分析软件对记录数据进行系统的趋势分析，以发现潜在的不符合。

（6）无法获得质控品的检测项目，采取自制质控品、留样复查或其他方法进行室内质量控制，并将质量控制的操作规程形成文件。

5.样本质量检测前注意事项

为保证样本保藏在控制状态下正常顺利地进行，样本库预先对保藏中可能影响质量的诸要素所采取的必要的准备和控制措施，主要有：

（1）应有足够数量、分工合理、掌握标准操作程序（SOP）并具上岗资格的工作人员。

（2）应有规范的质量检测作业指导书。

（3）质量检测仪器维护良好，处于正常工作状态。

（4）检测用试剂和耗材应准备充足。

6. 质控过程

（1）应制定样本收集、处理、运输和储存相关的标准操作规程，并对操作过程进行监控或记录，确保严格按照操作规程进行，保证样本的质量符合要求。

（2）质量评估：应按照统计学常规抽样方法，根据需求或质控计划，周期性的对样本进行抽检，系统性评价样本生命周期中的关键活动。

（3）样本抽样应符合下列要求

a. 应建立、成文和实施抽样计划程序，并确保抽样结果具有代表性。

b. 应记录抽样质检过程中的相关数据。

c. 应记录抽样质检程序的改动，并体现在质检报告中。

d. 抽样可以根据样本生命周期中影响样本质量的重要参数分批进行。

e. 如抽样导致样本耗尽时，抽样质控可取消。

（4）质量评估可从样本的组织学形态、分子水平和特定指标等方面开展：

a. 组织形态学学检测：对抽取的组织样本进行切片、染色，并行显微镜观察组织形态学质量，确认器官来源和取材部位与病理诊断的信息是否符合；并记录细胞总百分比，肿瘤细胞核总百分比，炎症细胞百分比，坏死组织百分比，正常细胞百分比等信息。

b. 细胞水平：细胞的细胞活力/活性和细胞是否污染及程度。

c. 分子水平检测：对抽取的组织/血液样本提取DNA 或 RNA，检测核酸的完整性[降解程度、DQN（基因组质量评分）值、RIN（RNA 完整性）值、电泳图、28S/18S 比值]、纯度和浓度。

d. 特定指标检测：根据瘤组织类型或后续研究需求，提取目标分析物进行检测。

e. 不同类型疾病组织，肿瘤细胞所占的百分比不同，核酸完整性也存在差异，应根据实际情况制定合格样本的标准。

f. 当样本为珍稀或遗存生物样本，且质控会导致生物样本耗尽时，可免除质控。

（5）数据质控

a. 生物样本库应有程序对在库的样本既有数据进行质控。

b. 生物样本库应有程序能识别保藏过程中产生的对生物样本质量存在影响的数据，且至少对这些关键数据制定和实施质量控制程序。

c. 质控内容包括身份信息，临床病理诊断，标本类型，样本类型，分装管数和样本使用记录。

7. 样本质量控制结果的分析

（1）分析质量报告，如果样本及相关数据质量不符合预期要求，将相关样本和数据界定为不合格，应制定程序文件，防止样本质控失控时数据输出。

（2）通过查询保藏记录、生物样本库信息管理系统等，对样本保藏过程进行追溯，判断质量与预期要求不符的原因或因素，判断保藏过程是否存在不符合；如存在不符合，启动《不符合控制程序》和《纠正措施控制程序》，必要时启动《持续改进程序》。

（3）生物样本库将识别出的问题清晰地记录下来并在向接受者/用户提供的质量报告中描述相关问题。由接受者/用户自行决定是否接收质量报告中显示存在问题的生物样本和关联数据。

（4）应定期核查样本保藏过程中质控数据不符合的变化趋势，分析原因并持续改进。

8. 室间质量评价

（1）应建立室间质量评价的程序文件。

（2）样本库应定期参加室间质量评价，以证明生物样本质量的可比性。

（3）室间质量评价的方法应遵守 GB/T 37864-2019 第7.8.2.9条的要求。

（4）外部质量控制计划方式可有：

a. 参加中国医药生物技术协会组织生物样本库分会（BBCMBA）组织的全国生物样本库室间质评与第三方质控项目。

b. 与其他生物样本库单位一起开展室间质量控制比对。

（5）追踪室间质量评价和质量比对的结果，当样本质量未能满足预定的评价准则时，应实施和记录纠正措施。

（6）室间质评过程

a.质控品来源：外部质量控制计划组织机构。

b.按照预先规定的条件，由两个或多个生物样本库对相同或类似的生物样本进行检测的组织、实施和评价。

c.样本库应尽量按日常生物样本的保藏方式处理实验室间比对样品。

d.应由从事常规生物样本保藏工作的人员实施能力验证/室间质评样品的检测。

e.实验室间比对样品应由检测人员用相同程序进行检测。实验室在提交数据之前，不应与其他参加者互通数据。

f.实验室在提交数据之前，不应将比对样品转至其他实验室进行检测，或与其他实验室之间核对上报能力验证/室间质评结果的规定。

g.结果记录：质评的检测结果和反馈结果均记录于室间质评记录表，应保留参加能力验证/室间质评活动的结果和证书。

h.根据反馈结果分析室间质评的状态，应对"不满意"和"不合格"的能力验证/室间质评进行分析并采取纠正措施，并记录。实验室负责人或指定负责人应监控能力验证/室间质评结果，并在结果报告上签字。

（八）方法学

1. 保藏方法的选择

（1）生物样本库应对原始样本的要求和保藏相关参数如保藏项目、原始样本及相关要求、特殊要求等等（视情况而定）记录保存，供服务对象取用。

（2）生物样本库应使用在已出版的公认/权威教科书中、经同行评议的书刊或杂志中，或国际、国家标准中所明确的保藏程序。或根据生物样本的预期目的，与生物样本提供者/接收者/用户共同确定样本的保藏方法。如果应用的是内部的规程，则应确认其符合相应的用途并形成文件。

（3）生物样本库采用的保藏方法应保持其有效性并现行受控。用于保藏仪器设备和试剂耗材各项性能参数应由供应商提供与其相匹配检测参数，该参数与其预期用途相关。

（4）方法的选择为减少样本保藏风险，保藏依据首选以下正式颁布的标准。对标准的选用，如新旧标准处于过渡期间并均可采用的，优先选择新版标准。可选择的标准如下：

a. 国际标准

b. 国家标准

c. 行业标准或政府发布的技术规范

d. 地方标准

e. 团体标准

f. 企业标准

g. 知名技术组织或科学书籍与期刊公布的方法

h. 自行制定的非标准方法

（5）拟采用的标准应当保证是现行有效的，为此样本库应当负责检索和收集最新标准及其他技术规范并进行查新，编制每年的查新报告。

（6）应确认样本库使用标准为最新有效版本，保证使用方法有效性。样本库对拟采用标准加以补充，将详细操作步骤和设备参数编制成作业指导书，以确保方法操作一致性。

（7）自制非标保藏方法

a. 对特定委托方要求的样本保藏，可采用自行制定的非标方法，该方法应进行确认，并将验证和确认后的方法通知客户，征求用户同意后方可采用。生物样本库原则上不采用非标准方法，均采用标准方法。

b.样本库制定新方法时应在项目方案中编制方法开发计划，并指定具备资质人员进行开发，根据方法开发的进度对实施计划进行更新。

2.方法的确认和验证

（1）样本库在实施保藏实施方案前，应对新旧技术要求、操作条件和过程进行对比。对开展保藏的能力进行确认，核实所使用的保藏程序是否可在本生物样本库运行、是否达到预期目的。

（2）保藏过程只能用已经确认和验证的程序和方法，以确保达到预期目的。

（3）样本库应对超出预期范围使用的标准方法、扩充和修改过的标准方法进行确认，在获得充分可靠的、满足要求的结论后才能投入使用。

（4）确认应当详细说明有关要求（被确认的方法应满足某一些具体预期用途的特定要求，其中包括满足客户的要求）：确定保藏方法的特性，核查使用该方法能否满足有关要求，核查有效性声明。

（5）方法的确认应广泛全面，以满足预期目的或应用领域的需要。生物样本库应记录确认所获得的结果、使用确认的程序、确认对方法是否适合于预期目的的声明。

（6）确认应使用以下五种方法中的一种，或是其中几种方法的组合：

a.使用参考标准或标准物质进行校准。

b.与其他方法所得的结果进行比较。

c.与其他实验室进行比较。

d.对影响结果的因素作系统性的评审。

e.对方法理论原理和实践经验科学理解，对所得结果不确定度进行评估。

f.确认应依据样本库预期要求进行评价，并将确认方法过程所得到的测量值的范围和准确度与预期要求进行比较。这些测得值应包括以下诸值：①测量结果的不确定度；②检测阈值；③方法的选择性；④线性；⑤重复性限；⑥复现性限；⑦抵抗外来影响的稳健性；⑧抵抗来自样品的基底干扰基体干扰的交互灵敏度。

（7）应对未经修改的确认方法在使用前进行验证。应有程序对验证过程进行规定，验证范围应满足特定的某些研究的应用需求。

（8）性能验证时机

a.新增保藏技术、新方法和新程序在使用之前。

b.任何严重影响程序分析性能的情况发生后，在程序重新启用前对受影响的性能进行验证。

c.现有程序的任一要素（仪器、试剂、校准品等）发生变更时。

3.样本保藏方法的变更和偏离

（1）当用户提出增加、减少或改变已定的样本保藏方法时，样本库应与用户沟通补充协议或对变动部分进行书面的约定，或由用户单方面提出书面请求。

（2）样本库应对用户要求变更的保藏方法安排必要的评审，以发现生物样本库可能存在的能力不足和潜在的不良风险，必要时，应按照对变更或偏离的方法安排重新确认，以确定变更或偏离是可行的（如：由于停电等原因造成耐久性试验短时中断）。

（3）当样本保藏过程中确定需要偏离已经确定的保藏方法时，样本库应以书面方式向用户反映偏离的缘由，指出可能存在的问题并征询用户的书面同意。

（4）对保藏方法任何改变或偏离，技术主管应制定成文件并通知执行该方法所有人员。

4.作业指导书的制定

（1）生物样本库开展的保藏项目以及与保藏质量密切相关的仪器设备均应建立相应的作业指导书，作业指导书视具体情况，一般应包括以下内容：

a.使用目的。

b.保藏程序的原理。

c.性能参数。

d.容器和添加物类型。

e.要求的设备和试剂。

f.定标/校准程序（计量学溯源性）。

g.一般操作程序步骤。

h.质量控制程序。

i.干扰因素影响。

j.生物参考区间。

k.生物样本质量的可报告区间。

l.实验室解释。

m.安全防护及日常维护措施。

n.可能时，变异的潜在来源。

（2）当需要对作业指导书中的方法进行调整或修改时，也应先行确认和验证。

（3）如生物样本库拟更改作业指导书并可能引起结果及其解释的明显差异，则应在更改之前以书面方式向服务对象做出解释。

（4）样本库应依据制定后的样本保藏作业指导书组织对生物样本库工作人员的相关培训。

（5）样本库应保证工作人员所用作业指导书是现行有效版本。作业指导书放置于工作区域内以便于工作人员取阅。

（6）生物样本库可以采用试剂生产商提供的生物参考区间。

（九）质量报告

1.总则

（1）生物样本库应根据与接收者/用户签署的书面协议或其他具有法律约束力的文件所要求的信息，制定报告的格式和内容。

（2）报告内容应清晰易懂，文字表述正确，尽可能地使用专业术语。

（3）报告中的内容应包括以下信息：

a.标题，如《XXX生物样本库质量报告》。

b.生物样本库的名称和地址。

c.报告发布日期。

d.报告的每一页都有唯一识别编号，报告的结尾应有清晰的标识。

e.生物样本标识信息和/或特性，如器官来源、样本类型、取材部位、储存形式、样本数量等。

f.采集/获取、制备和/或保存的方法。

g.储存条件。

h.有关生物样本及相关数据的质量信息。

i.测试方法和结果。

j.测试人员信息。

k.报告批准人的姓名和职务。

（4）如生物样本质量不适用于进行后续研究活动，或样本保藏结果可能与预期要求不符时，应在报告中予以说明。

2.报告的控制

（1）样本库应客观公正出具报告，并对报告进行有效控制，保证报告数据准确，清晰明确的表述结果。

（2）样本库宜通过信息管理系统生成报告的电子文档并保存在可访问数据库中，永久保存。

（3）报告的传达方式由相关部门和样本库共同讨论

决定，并在规定的检测周期内送达适当的人员。

（4）当有需要用电话、电传、图文传真和其他电子设备传送报告时，应按照既有的程序和方法，在确认对方身份后再发布报告。口头报告后应提供适当的正式报告。

3. 报告的更改程序

（1）样本库应制定更改报告的程序。

（2）更改报告须由原签发报告者经样本库主任授权后进行。

（3）报告更改，应在记录上显示改动日期和时间并签名，更改后原内容应清晰可辨。

（4）应保存原始电子记录并利用适当的编辑程序将改动添加入记录，以清晰地表明对报告所做的改动，原内容也应清晰可辨。

（5）补充或更改的报告，应在生物样本档案中有完整记录。

四、质量管理体系

（一）质量管理体系文件

1. 总则

（1）质量体系文件是描述质量体系的一整套文件，

是建立并保持样本库开展质量管理和质量保证活动的重要基础，是质量体系审核和质量体系认证的主要依据。

（2）建立并完善质量体系文件是为了进一步理顺关系，明确职责与权限，协调各部门之间的关系，使样本库各项质量活动能够顺利、有效地实施，使质量体系实现经济、高效地运行，以满足用户的需求。

（3）建立文件化的质量体系，是质量体系存在的基础和证据，是规范样本库保藏工作的和全体人员行为、达到质量目标的质量依据。

（4）质量体系文件是对质量体系的开发和设计的体现，是样本库各项质量活动的法规，是各级管理人员和全体员工都应遵守的工作规范。

（5）质量管理体系文件应明确样本库所有过程管理的要求、管理的人员、管理人员的职责、实施管理的方法以及实施管理所需要的资源。

2.体系文件内容

（1）《质量手册》：纲领性文件。包含、引用、链接标准的要求，与GB/T 37864-2019、ISO 20387：2018对接，结合样本库实际，从总体制定适合自身各要素运行的规则。

（2）《程序文件》：管理性文件。依据《质量手册》，就具体工作明确人员职责或各部门职能，对样本库活动的内容、步骤和相互关系进行规范。

（3）《作业指导书》：操作性文件。依据《程序文件》，就某个环节按照活动的复杂程度，制定详细的操作过程。可保持操作一致性，降低工作复杂程度，提高工作效率。

（4）记录表单：证实性文件。表格应针对程序文件涉及的运行和操作过程设计，包括各要素运行相关的详细的、充分的信息。生成的记录表单可证明/复现保藏的过程。

（5）《质量手册》和《程序文件》的内容包括但不限于：

a.公正性声明、授权书。

b.质量方针和质量目标。

c.管理要素，包括但不限于：组织和管理、质量管理体系、文件控制、外部服务和供应、服务协议、咨询服务、投诉、不符合的识别和控制、纠正措施、预防措施、持续改进、记录控制、评估和审核和管理评审。

d.技术要素，包括但不限于：人员、设施和环境条件、设备、试剂和耗材、伦理管理、保藏过程（采集、接收登记、制备和保存、储存、分发、转移运输、弃用）、信息数据管理和可追溯性、质量控制过程、保藏方法的确认和验证、结果报告、信息管理系统。

（6）《作业指导书》的内容应涵盖样本库所有与质量活动相关的过程的操作。包括但不限于：知情同意、保藏过程、质量控制、仪器设备和试剂耗材管理、信息管理、生物安全和生物安保管理。

（二）体系管理

1. 不符合

识别不符合的几种途径：

（1）在日常监督时，从日常保藏工作中的人员、仪器设备、设施环境、质控方法、样本保藏、记录等环节识别出生物样本库运行活动的不符合。

（2）从用户抱怨及投诉处理过程中发现不符合。

（3）样本库工作人员在日常工作（如仪器校准、试剂易耗品检查、人员的考察或监督、质量报告审核）中发现不符合。

（4）通过室内质量控制，发现不符合。

（5）通过组织质量管理体系管理评审、内部或外部审核，发现不符合。

2. 不符合评价

（1）当发现某项活动可能为不符合时，发现人员应如实上报和记录不符合内容，样本库应组织对不符合进行评价。

（2）不符合级别：

a. 轻微：不影响生物样本及相关数据质量和生物样本库运行。

b. 一般：一定程度上影响生物样本库运行，不造成生物样本及相关数据质量的下降。

c. 严重：影响生物样本及相关数据质量和生物样本库运行有效性。

（3）样本库应根据不符合的情况，组织评估不符合造成的影响，并如实记录。

3. 不符合的控制

（1）属一般不符合项并能现场整改的工作，应组织并督促相关责任人实施现场整改，记录不符合项和纠正预防措施，经审核后存档。

（2）属严重不符合项或不能现场完成整改的工作，必须暂停工作；样本库应组织责任人对产生不符合的原因进行分析，提出纠正/预防措施，经审批后实施。当不符合已被纠正或控制时，可恢复工作。如认为不符合已经影响到样本质量，尚未分发的样本应酌情决定是否隔离、保留、弃用；如样本已分发或正在分发过程中，应酌情决定是否暂停/终止分发，并告知用户该不符合。

（3）确定不符合原因：纠正措施的实施过程应从确定问题根本原因调查开始，原因分析是纠正措施实施中最关键，有时也是最困难的部分。实施纠正措施前，应仔细分析产生问题的原因，包括但不限于：样本自身质量问题、样本采集要求、保藏的方法和程序、职工的技能和培训、消耗品、仪器设备及其校准、环境设施、数据处理等。

（4）应基于不符合的性质以及对预期目的适用性或对应用的影响，采取与不符合造成的风险相称的纠正/预防措施，防止其再次发生。应尽量减小不符合产生的影响。这也适用于在生物样本和相关数据分发后发现的不符合。

（5）当评价表明不符合工作可能再次发生或对管理体系运行的符合性产生怀疑时，应立即上报管理层，制定相应整改、预防和持续改进措施。

（6）如果生物样本库参加室间比对和室间质评计

划，应追踪室间比对和室间质评的结果，当未满足预定的评价准则时，应记录该不符合并实施纠正措施。

（7）不符合应完整记录并形成文件，定期评审，以发现趋势并启动纠正/预防或持续改进措施。

（8）样本库应在纠正措施实施后组织审核运行情况或样本质量是否符合预期情况，判断不符合是否持续存在：

a. 不符合无法补救。

b. 补救措施不可行。

c. 不符合可能影响用户的研究结果。

4. 不符合的关闭

（1）当按照纠正措施控制纠正不符合项后，应对不符合的控制结果进行评估，如证实已纠正，可关闭不符合并恢复工作。

（2）当不符合无法纠正，持续存在时，样本库应针对该不符合制定持续改进措施，并暂停相关工作。

5. 不符合报告

对不符合的识别和控制记录及采取纠正/预防措施，包括：不符合的识别、反馈、原因分析、严重性评价、纠正行动及其效果、时间、地点、人员等。应有效记录，并长期保存。

6. 不符合传达与沟通

（1）样本库应将不符合及时传达给接收者/用户，并在适当的情况下，使接收者/用户能够确定该不符合是否影响预期研究目的。

（2）不符合的处理程序应同样适于质量管理体系文件首次采用之前所保藏生物样本和相关数据。

7. 纠正措施

（1）纠正措施的评估、分析和选择

a. 当确定需要采取纠正措施时，生物样本库应选择、制定和实施最能消除问题和防止问题再次发生的措施。

b. 采取的纠正措施应与其遇到的不符合的影响相适应。评估纠正措施的选择以确保不符合不再发生。在选择纠正措施时，应充分考虑其经济性和合理性。

c. 在制定和执行纠正措施时，须考虑潜在的风险和机遇，必要时，及时更新计划中确定的风险和机遇。

（2）纠正措施的实施

a. 一般和轻微不符合：技术主管会同当事人共同处理，立即予以纠正，填写《不符合项（纠正预防措施）

记录》，报生物样本库主任审核批准后备案。

b.严重不符合：技术主管会同当事人及涉及的小组，根据确定好的纠正措施，拟定纠正措施实施的时间表和实施纠正措施所需要的资源及到位时间。

c.如纠正措施涉及对体系文件变更，应按文件控制程序实施修订、更改或重新制定。

d.技术主管按改进后程序对样本库人员进行培训并记录。

（3）纠正措施有效性的评审

a.样本库应对纠正措施的实施过程进行监控和对实施结果进行评价验证，以确保所采取的纠正活动是适时和有效的。

b.样本库应组织对纠正措施的结果进行评审，它是管理评审中所必须包括的内容。应尽快对相关活动区域进行质量管理体系的审核，以确定纠正措施的有效性。

（4）纠正后措施

a.样本库应有验证人员负责跟踪验证，对纠正措施的实施过程进行监控并验证措施的有效性。对预期未能完成者，进行原因分析，再度限期完成。

b.未达到预期目的：采取纠正措施以后，不一定能达到预期的目的，样本库应监控每一纠正措施所产生的结果，当纠正措施无效，此时须重新分析不符合原因并改进纠正措施，重新启动本程序。

c. 达到预期目的：验证人员在不符合项和纠正预防措施的相关记录中填写验证评价，同时附上相应的证明材料，关闭不符合。

d. 纠正措施须在下一次内审或监督检查中进一步跟踪验证。纠正措施的执行情况及有效性作为管理评审的输入内容之一。

e. 不符合项和纠正措施记录应包括但不限于以下内容：①纠正措施的原因；②实施人员；③纠正措施与方案；④纠正措施计划及所需资源；⑤纠正措施实施有效性；⑥纠正措施实施时间计划表；⑦纠正措施结果的记录。

f. 纠正措施结果应在不符合项和纠正预防措施记录中详细记录：①对于内审和外部评审中涉及的纠正措施，因其不符合相关记录已经包含纠正措施的全部信息，可由其进行相关记录，可不再重复填写不符合项和纠正预防措施记录；②纠正措施实施后形成新的相关文件，样本库主任批准后，由人员档案管理员对相关文件体系更新存档。

8. 预防措施

（1）样本库宜主要从以下方面考虑需预防的项目

a. 质控：通过生物样本库室内质控、样本库室间比对、能力验证和趋势分析来反映潜在不符合项。

b. 人员能力。

c. 质量管理体系内审和管理评审。

d. 用户反馈：包括用户意见的记录和《咨询服务记录/满意度调查表》。

e. 质量管理体系运行信息及保藏活动信息。

f. 纠正措施落实情况、完成时限及纠正结果。

（2）预防措施的分析和评估

a. 在对以上各方面进行分析、评审的同时，应针对不采取预防措施可能导致的趋势和风险进行分析。

b. 对包括外部质量评价在内的相关资料进行分析，确保预防措施的全面性和有效性。

c. 但应注意预防措施并不是必需的。若经过综合分析确实在本样本库质量管理体系中未发现有需要采取预防措施的，可以不启动预防措施，并在管理评审中说明。

（3）样本库应根据预防措施的分析和评估结果制定

适当的预防措施方案。

（4）实施

a. 样本库制订并实施相应的预防措施计划，使预防措施有序地进行，避免在此过程中出现不符合。

b. 需要时，应对生物样本库人员进行相关培训后实施预防措施。

（5）效果评估

a. 生物样本库应组织对预防措施计划实施的效果进行评估，评价预防措施的完成情况及其结果达到预期要求的程度。

b. 对效果不明显的预防措施，应重新制定预防措施计划，再次实施并评估。

c. 对可能出现负面影响和潜在失败的预防措施，应中止操作并记录，重新进行评估，制定预防措施计划，再次实施并评估。

d. 对效果明显的预防措施，生物样本库应根据实际情况组织讨论决定是否需要修订、更新或新增相应的质量体系文件。

（6）预防措施计划实施报告应包括但不限于以下内容：

a. 预防措施的原因。

b. 预防措施方案。

c. 实施人员。

d. 预防措施计划及所需资源。

e. 预防措施实施有效性。

9. 风险和机遇

（1）生物样本库应考虑并识别与生物样本保藏相关的风险，通过持续改进化解风险或转化为样本库的发展机遇，以达到如下目标：

a. 保证质量管理体系能够达到预期结果。

b. 增加实现生物样本库质量方针和目标的机会。

c. 预防或减少生物样本库不希望出现的质量问题。

d. 获得持续改进。

（2）风险和机遇相关措施

a. 制定识别应对风险和机遇改进机会的措施计划。

b. 预估灾难性事件可能对生物样本和关联数据的影响，制定安保及应对计划。

c. 制定措施以应对在一些重要的生物样本和关联数据的特殊处理过程中可能发生的，会中止处理程序的事件。

（3）识别应对风险的选择包括：

a. 识别并避免威胁。

b. 为了追求机遇改进机会而承担风险。

c. 消除风险源。

d. 改变可能性和后果。

e. 分担风险。

f. 通过知情决策保留风险。

（4）上述措施可通过以下途径实施：

a. 将这些措施整合到质量管理体系中实施。

b. 评估这些措施的有效性。

c. 任何情况下一旦生物样本库关闭，处理相关事务。

（5）对风险和机遇所采取的措施应与其对生物样本库保藏有效性和潜在影响相适应。

（6）对机遇的识别所带来的改进机会可能有助于扩大生物样本库的活动范围，吸引发现新用户，应用新技术和满足客户更多需求等。

10. 持续改进

（1）生物样本库应营造一个激励改进质量管理体系的氛围并开展相关的活动。

（2）改进的识别途径

a. 通过质量目标、活动过程、审核结果、纠正措施、管理评审、内审、风险评估、员工建议、数据分析和实验室能力比对验证的结果来识别出改进机会。

b. 从供应商/客户/用户/员工处寻求反馈，包括正面和负面的。对反馈信息进行分析并用以改进质量管理体系、生物样本保藏和客户服务。

（3）持续改进的评估和实施。针对上述原因识别的改进需求，根据分析原因，结合样本库质量目标，对改进措施的可行性进行评估。

（4）所采取的改进措施应与其对生物样本保藏有效性和潜在影响相适应。

（5）基于持续改进的性质以及对预期目的适用性或对应用的影响，采取适当的改进措施。根据评估结果，制定持续改进措施，形成持续改进报告，执行改进措施并记录。

（6）改进措施有效性的评审。样本库应对改进措施的实施过程进行监控和对实施结果进行评价验证，以确保所采取的持续改进活动是适时和有效的。

（7）在改进的实施过程中，对措施进行监控，记录阶段性成果，结合预期目的进行阶段性评估，对预期未能完成者，进行原因分析，修正实施时间计划。

（8）通过评估，如发现在过程中可不增加所需资源的前提下，通过局部修正改进内容以更好提升改进效果，应及时修正改进计划和方案。

（9）未达到预期目的：采取改进措施以后，不一定能达到预期的目的，应监控每一改进措施所产生的结果，当改进措施减弱或无效，此时须重新分析原因并修正改进措施，重新启动改进程序。

（10）达到预期目的：组织验证人员进行验证评价，同时附上相应的证明材料，关闭该项改进措施。生物样本库应组织评审改进措施的结果，它是管理评审中所必须包括的内容。应尽快依据管理评审程序相关规定对相关活动区域进行质量管理体系的审核，以确定改进措施的有效性。并将评审结果输入管理评审。

（11）持续改进的报告应包括但不限于以下内容：

a.改进的原因。

b.改进措施与方案。

c.改进措施计划及所需资源。

d.实施人员。

e. 实施时间计划表。

f. 实施监管。

g. 改进措施实施有效性。

（12）体系文件更新及培训

a. 改进措施实施后可能触发体系文件的修改，样本库应组织实施。

b. 应按更新后体系文件要求，对样本库工作人员进行培训考核。合格后按新作业指导书执行。

（三）体系审查

1. 内部审核

（1）基本要求

内部审核计划应包括管理体系的全部要素，审核是否达到质量目标，并重点审核对样本保藏有关键意义的领域，例如样本接收、处理、质量控制、存储和分发等样本保藏全过程的操作与管理，以及投诉和反馈的处理等。

（2）编制内审计划

a. 样本库应根据质量活动和技术活动现状、重要性以及以往审核的结果，编制年度内部审核计划。

b. 该计划按照滚动审核和集中审核相结合、年度内覆盖管理体系全部要素和所有小组及所有样本保藏工作的原则进行编制。

c. 质量管理体系内部审核年度计划应包括以下内容：①审核依据和范围；②审核频次和审核方式；③审核的大致日期。

（3）审核时机

a. 原则上确定每年至少进行一次管理体系内部审核。

b. 发生重大质量事故。

c. 管理体系发生较大的变化（如机构调整、重大人事调整等）。

d. 即将进行外部评审前等。

e. 样本库对某活动区发现的不符合工作或偏离是否符合相关政策和程序或者是否符合 GB/T 37864-2019 要求有怀疑时，质量主管应立即组织对该活动区进行附加内部审核。

（4）成立内审组

质量主管根据管理体系内部审核活动的范围、小组、要素及内部审核日程初步安排提出内部审核组名单，经生物样本库主任审核批准后成立内审小组并确定内审组长。内审员应由经过GB/T 37864-2019标准培训、具有一定资格且与被审核的工作无直接责任的人担任。审核组长应具备一定的组织管理能力，并能维护内部审核的独立性、公正性。

a.内审组长职责：①通知内审，主持审核会议，制定内部审核实施计划，准备工作文件，布置审核组成员的工作；②控制现场审核实施，使审核按计划和要求进行；③确认内审员观察记录，审核核查表，确认不符合项，编写内审报告；④提交内部审核报告，向受审方提出纠正或改进的建议和要求；⑤整理内部审核实施中形成的所有文件和资料，归档保存。

b.内审员职责：①根据内部审核范围要求编制检查表；②按内部审核计划完成审核任务；③整理内部审核记录，填写不符合项和纠正/预防措施相关报告；④协助被审核部门制订纠正措施，确定完成期限，并对实施进行跟踪验证。

（5）编制内部审核具体实施计划

内审小组成立后，由审核组长编制管理体系内部审核具体实施计划，经样本库主任批准后，组织召开内部审核小组会议，明确各成员分工和要求，确保每位内审员对审核任务清楚了解，内部审核前的准备工作按期完成。内部审核具体实施计划包括以下内容：

a. 内部审核的目的、依据、范围。

b. 内审小组成员的分工。

c. 内部审核具体日期及日程安排。

d. 内部审核的方法和检查要点。

（6）编制检查表

内审员在明确内部审核任务后编制内审检查表，检查表中应明确：

a. 计划审核的项目（要素）。

b. 欲寻找的证据及抽样方法和数量。

c. 突出受审方的主要职能、选择典型关键的质量问题。

d. 被审核部门所涉及的所有要素。

（7）通知审核

内审小组应在内审实施前5个工作日向被审核组发出通知，通知内容包括：内审小组成员、审核时间安排。被审核部门做好配合内审小组工作的准备，确定陪同人员并准备好向内审小组提供其所需检查的材料和资源。

（8）首次会议

内审小组在审核开始前召开首次会议：

a.首次会议由内审小组召集，参加人员为样本库全体人员。

b.首次会议由内审组长主持，主要内容是宣布内审小组成员、明确内部审核目的、依据、范围、涉及岗位和人员、内部审核计划、分工及日程安排；

c.强调内部审核原则，阐明公正客观的立场；明确各被审核部门的陪同人和内部审核中应注意的问题。

d.作会议记录，所有参加人员应签到。

（9）现场审核

首次会议结束后，内审小组按计划进行现场审核。现场审核原则：

a.坚持以客观证据为依据的原则。

b.坚持客观证据与内部审核依据核对的原则。

c.坚持独立、公正的原则。

d.内审员可采取与被审核部门人员交谈、查阅文件和记录、现场观察与核查、对实际活动及结果的验证、考核等方式收集管理体系符合和不符合审核准则的客观证据。客观证据由内审员填写在内审检查表中，审核中发现的不符合项应及时与被审核组沟通、反馈，并得到被审核组确认。在审核过程中，内审员应对重要的要素和被审核对象的薄弱环节加以重点关注。

（10）编制不符合报告

a. 内审小组应及时召集内审员交流内审中发现的问题，针对问题进行讨论、分析并提出审核会议结论的建议。内审员在检查取证完毕后，审核组长应召集内审小组会议，共同商定不符合项并编制内审不符合分布表。不符合从性质上可分为：①文件不符合；②实施性不符合；③有效性不符合；④保持性不符合。

b. 内审员将记录的不符合客观证据经评审后，编制不符合和纠正预防措施相关报告，报告内容应包括：①被审核部门名称及陪同人；②审核依据；③不符合事实陈述及不符合判定；④被审核方确认意见；⑤采取的纠正措施及完成时间；⑥纠正措施完成情况；⑦纠正措施验证情况。

（11）末次会议

内审小组将不符合项和内部审核结论达成一致后，内审小组应召开末次会议，末次会议参加人员与首次会议相同，会议由内审组长主持，参加人员应签到，作会议记录。末次会议的内容：

a.重申内审的目的和范围。

b.报告、总结评审情况。

c.宣读不符合项报告、观察项报告，并提交书面不符合和纠正预防措施记录。

d.提出纠正措施要求。

e.陈述内审结论，适当时，提出改进的建议。

f.被审方组长确认签字，并对完成纠正措施做出承诺。

g.澄清被审方提出的问题。

（12）编制内部审核报告

内审组长在内审现场审核结束后三个工作日内编制出内部审核报告，经质量主管批准后发放至各相关小组和生物样本库主任。审核报告内容详见"管理体系内审报告"。

a.审核目的、范围、依据。

b.内部审核实施概况（包括审核日期和日期安排、审核组组成、审核过程概述等）。

c.内部审核中发现的主要问题摘要、不符合项的分布情况和严重程度。

d.质量体系或要素的符合性的评价及改进的建议。

e.内部审核报告发放范围（管理层、质量小组、被审核部门和其他相关部门）。

（13）纠正措施

a.内审中提出的不合格项，由受审核部门调查分析原因，有针对性地提出纠正措施，以及完成纠正措施的期限。内容记录《不符合（纠正预防措施）记录》。

b.纠正措施必须经审核组认可，样本库主任批准，方可实施。纠正措施应制订期限；纠正措施需要生物样本库主任协调外部资源时，可酌情放宽时限。

（14）跟踪验证

a.内审小组对纠正措施的实施情况进行跟踪。纠正措施完成后，内审员对纠正措施完成情况进行验证，经内审员验证确认纠正计划已完成后，在《不符合（纠正预防措施）记录》中记录、签字。若内审员发现仍有遗留问题时，应提出纠正/预防措施要求，不符合部门立即采取有效措施，直至问题解决。

b.内审活动中的所有记录和实施计划、内审报告应由内审组长在内部审核工作全部完成后，移交人员档案/资料管理员归档并加以妥善保存。

c.内审结束后，应对全体生物样本库人员进行相关纠正措施培训。

2.管理评审

（1）管理评审的计划

一般情况下，每12个月进行一次管理评审，对该年度的管理体系运行情况进行评审。明确评审会议的评审目的、时间、议程、评审组成员、参加人员及需准备的评审资料等。但当生物样本库质量体系发生重大变化或出现重要情况如发生重大事故、组织机构或人员发生重大变化、发现工作中质量体系不能有效运行等时，可随时进行附加管理评审，需要时可增加评审次数，时间由生物样本库主任指定。由质量主管于每次管理评审结束后编制下一次管理评审计划，提交至生物样本库主任审核，内容包括：

a.评审目的。

b.参加人员。

c.评审内容。

d.评审的准备工作要求。

e.评审时间安排。

参照年度管理评审计划适时管理评审计划的内容，

但评审内容一般针对某一具体内容。

（2）管理评审开展条件

在下列情况下，由生物样本库主任提出，可适时地制定计划进行相应的管理评审：

a. 当有关法律、法规、标准及其他要求发生变更时。

b. 当生物样本库的组织结构发生重大调整时。

c. 当生物样本库发生重大质量事故或相关方连续投诉时。

d. 当生物样本库主任认为有必要时，如认证前的管理评审。

（3）管理评审的内容

参照 GB/T 37864-2019 8.9.2 部分要求。

（4）管理评审的准备

a. 质量主管在进行管理评审的前两周进一步明确参加管理评审的人员，落实需要准备的材料。

b. 参加人员包括生物样本库管理层、各专业组负责人、内审组长、安全管理人员、试剂管理员及其他相关技术人员等。

c. 质量负责人负责准备管理评审，准备的材料应至少包括GB/T 37864-2019第8.9.2条的内容。

d. 在管理评审的准备过程中应针对评审的内容进行实际情况的调查了解，做到有的放矢。如可能，可预先将涉及评审内容的有关文件或资料分发给参加评审的人员，以便他们有充分的时间准备意见。

e. 质量主管准备质量方针、质量目标的贯彻落实情况及质量体系运行情况报告，并根据准备材料的内容指定相关人员完成相应报告。

（5）评审

a. 生物样本库主任主持评审会议（主任外出时应委托其代理人以其名义主持会议），各组负责人和有关人员参加。必要时可邀请所在机构领导及机构相关职能部门参加中心的管理评审。按照评审计划规定的全体人员必须参加。

b. 质量主管作质量体系运行情况报告，并就质量体系与标准的符合性，质量体系与质量方针、质量目标的适合性，质量体系运行有效性等作详细汇报。

c. 与会者根据会议议程对评审实施计划的内容进行逐项研讨、评价，对出现的问题制定相应的纠正、预防和改进措施。

d. 主任做出最后评审意见，提出质量体系改进要求，做出评审结论。

（6）评审输出

a. 质量主管应指定工作人员负责做好评审记录，并归档保存。质量主管编写管理评审报告，经生物样本库主任批准后发至各组。

b. 评审报告的内容包括：①评审目的、依据；②评审日期；③参加评审人员；④评审的内容、范围；⑤不符合纠正措施的完成情况和有效性；⑥改进的建议；⑦管理评审决议和措施：应包含"管理体系及其过程有效性的改进、用户服务的改进、资源需求"三个方面。

（7）评审后的改进和验证

a. 管理评审工作结束后，各部门应对评审报告中提出的纠正或预防措施要求制定相应的落实措施，同时质量负责人应审定纠正措施或预防措施并具体实施。

b. 评审的结果可能导致质量体系文件的更改或补充、过程的改进和优化、资源的重新配置和充实等。这些调整和改进大多数是较重要的事项，应由样本库各有关专业组及相关人员负责实施，样本库管理层负责组织监督检查和验证。

c. 对其实施过程和效果具体由质量监督员配合质量主管进行跟踪验证，以防止措施落实不到位或产生负面效应。验证的结果应进行记录并向生物样本库主任报告。

生物样本

第二章　肿瘤生物样本库指南

参考文献

1.GB/T 37864-2019 生物样本库质量和能力通用要求

2.GB/T 38576-2020 人类血液样本采集与处理

3.GB/T 38735-2020 人类尿液样本采集与处理

4.GB/T 38736-2020 人类生物样本保藏伦理要求

5.GB/T 39766-2021 人类生物样本库管理规范

6.GB/T 39767-2021 人类生物样本管理规范

7.GB/T 39768-2021 人类生物样本分类与编码

8.GB/T 40352.1-2021 人类组织样本采集与处理 第1部分：手术切除组织

9.GB/T 40364-2021 人类生物样本库基础术语

10.GB/T 42060-2022 医学实验室样品采集、运送、接收和处理的要求

11.EN ISO 26000：2020 Guidance on social responsibility

12.中华人民共和国生物安全法（主席令 第五十六号）

13.中华人民共和国数据安全法（主席令 第八十四号）

14.中华人民共和国人类遗传资源管理条例（国务院令第717号）

15.涉及人的生命科学和医学研究伦理审查办法（国家卫生和计划生育委员会令 第11号）

16. 郜恒骏.重视消化系疾病组织生物标准化样本库的建立.中华消化杂志,2008,28(2):73-74.

17. 郜恒骏,朱明华.重视肿瘤组织库的标准化建设和应用.中华病理学杂志,2008,37(12):797-798.

18. 中国医药生物技术协会生物样本库标准(试行).中国医药生物技术,2011,6(1):71-79.

19. 生物样本库最佳实践2012科研用生物资源的采集、贮存、检索及分发.中国医药生物技术,2012,7(1):4.

20. 郜恒骏.中国生物样本库向标准化迈进.中国医药生物技术,2015,(6):481-483.

21. 杜祥,孙孟红.恶性肿瘤生物样本库标准操作流程.上海:复旦大学出版社,2016.

22. 陈曲波.生物样本库质量体系文件范例.北京:人民卫生出版社,2019.

23. 郜恒骏.中国生物样本库——理论与实践.北京:科学出版社,2017.

24. 王晓民,郜恒骏.临床生物样本库的探索与实践.上海:上海交通大学出版社,2017.

25. 翟培军,李军燕,胡冬梅,等.生物样本库国际认可和标准化发展与前景.中华临床实验室管理电子杂志，2017，5（1）：6-8.

26. 国际生物和环境样本库协会，中国医药生物技术协会组织生物样本库分会.ISBER 最佳实践2018.中国医药生物技术，2018，13（1）：3.

27. 中国医药生物技术协会组织生物样本库分会，中国医学装备协会消化病学分会微生态学组及生物样本库学组.消化道微生态标准化样本库共识.胃肠病学，2018，23（6）：356-362.

28. 全国生物样本标准化技术委员会，中华医学会器官移植学分会，医药生物技术协会组织生物样本库分会，等.器官移植生物样本库建设实践指南.中华器官移植杂志，2019，40（1）：4-12

29. 贺林.解码生命（第二版）.北京：科学出版社，2020.

30. 尚红，王毓三，申子瑜.全国临床检验操作规程（第4版）.北京：人民卫生出版社，2015.

31. 蔡莉，张玉霞.科技创新引领下医院生物样本库可持续发展问题探讨.科技管理研究，2022，42（6）：83-88.

32. 杜莉利，郜恒骏.生物样本库可持续性发展的探讨.转化医学杂志，2019，8（5）：274-276.

33. 王乐，刘苏来，蒋宇，等.肿瘤生物样本库的发展现状及探讨.现代肿瘤医学，2020，28（5）：832-835.

34. 刘峙雅，葛瑞钦，徐庆华，等.我国生物样本库的研究进展.现代医药卫生，2021，37（5）：759-763.

35. 高雅洁，程芸，陈瑞安，等.生物样本库研究状况及发展探讨.医学信息学杂志，2021，42（6）：43-47.

36. Conroy MC，Lacey B，Beševi J，et al. UK Biobank：a globally important resource for cancer research. Br J Cancer，2022，Nov 19. doi：10. 1038.

37. Cross N，Clark J，Perez-Iratxeta C，et al. Data profile：The Statistics Canada Biobank. Health Rep，2022，Nov 16，33（11）：27-34.

38. Gee，Sally，Oliver，et al. Biobank Finances：A Socio-Economic Analysis and Review. Biopreservation and biobanking，2015，13（6）：435-451.

39. Ogishima S. Development of Biobank Network in Japan. Gan To Kagaku Ryoho，2022，Feb，49（2）：125-128.

40. Omae Y，Goto YI，Tokunaga K. National Center Biobank Network. Hum Genome Var，2022 Nov 4，9（1）：38.

41. Paskal W，Paskal A，Dębski T，et al. Aspects of Modern Biobank Activity – Comprehensive Review. Pathology & Oncology Research，2018，4（24）：771-785.

42. Végvári A，Welinder C，Lindberg H，et al. Biobank resources for future patient care：developments，principles and concepts. J Clin Bioinforma，2011，1（1）：24-35.

43. 郜恒骏."以患者为中心"新型临床医学学科建设的实践与思考.中华医学杂志，2020，100（40）：3126-3129.

44. 高妍，乔占卫.生物样本库标准化与CBDTM开创者.科技创新与品牌杂志（中国科协），2020（7）：22-25.